발 주물러
병 고치기

발 주물러
병 고치기

민족의학연구원 엮음

보리

■ 약손문고를 펴내며

어머니 손길 같은 마음으로

엄마 손은 약손이다. 그렇다. 아이는 질병이나 사고를 막을 아무런 힘과 지혜와 경험을 갖지 못한 채 세상에 얼굴을 내민다. 아기를 보듬고 젖을 물려 건강하게 길러 내는 일은 엄마 몫이다. 엄마 손길만이 이 일을 해낼 수 있다. 화타나 편작과 같은 전설적인 명의들이 무더기로 몰려와도 어린 아기를 제대로 지킬 수 없다. 사랑으로 감싸고 어루만져 주는 엄마 손길이 없다면 아기가 하루인들 제대로 자라날 수 있으랴.

우리는 모두 어머니의 아이들이지만 언젠가는 엄마 품을 떠날 수밖에 없다. 세상 모든 것이 지닌 운명처럼 어머니도 늙고 병들어 홀로 저승길을 가신다. 누구나 새싹으로 태어나 푸른 청춘을 살며 생명을 낳고 기르는 사이에 노인이 된다. 그 모든 '아이' 들이 저마다 타고난 생명을 누리며 살아가려면 누군가는 엄마를 대신해서 보살펴 주어야 한다. 그러나 우리가 사는 세상은 약손 노릇을 제대로 못하고 있다. 약손은커녕 도리어 질병과 시름만 안기니 걱정이다.

수십 년째 신자유주의와 세계화라는 대홍수가 지구를 휩쓰는 동안 온 세상 풀뿌리들은 지치고 병들어 쓰러져 간다. 이런 어려운 때에 어머니 품처럼 따스한 손길 하나 보태려고 민족의학연구원을 세웠다. 겉으로만 풍요롭고 화려한 세상에서 날마다 고달프게 일하며 살아가는 사람들 앞에 약손문고를 내놓는다. 약손문고는 남녘과 북녘의 의료 역량을 한데 모아 갈라진 생명이 하나가 되고, 흩어진 살림이 하나가 되어 온 겨레가 건강을 되찾는 그 날까지 징검다리를 놓아 갈 것이다.

우리가 젖 먹던 힘을 모으면, 아픈 배를 어루만져 주던 엄마 손길을 모으면 겨레와 인류의 건강을 지키는 데 적잖이 도움이 될 수 있다고 믿는다.

윤구병

(농부 · 재단법인 민족의학연구원 이사장)

| 일러두기 |

1. 이 책은 중국에서 나온 《족료(足療)》, 《도해상견병족료법(圖解常見病足療法)》을 중심으로 한국과 북녘의 자료들을 두루 참조해서 썼다.

2. 장기 이름이나 병명은 국립국어원에서 정한 대표어를 큰 기본으로 하고, 흔히 쓰거나 익숙한 명칭들을 괄호 안에 병기하였다. 이를테면 큰창자(대장), 작은창자(소장), 편도샘(편도선) 같은 것들이다.

3. 이 책을 보고 발을 주무를 때는 본문에 나오듯 '순서'를 지켜서 하는 것이 좋다. 곧 왼발을 먼저 주무르고 오른발을 나중에 주무른다, 밑에서 위로 주무른다, 기본 반응구역을 반드시 주무른다, 발바닥에서 시작해 발 안쪽, 발 바깥쪽, 발등 순서로 주무른다 하는 설명들을 잘 따라서 지켜야 효과를 크게 볼 수 있다.

4. 이 책에 나오는 '반응구역' 이란 발을 주물러 병을 고칠 수 있는 치료점(또는 치료 구역)과 같은 것이다. 그 밖에 함께 자극해야 할 중요한 혈자리들은 그때그때 표시를 해 두어 알아보기 쉽게 하였다. 몸이 아프거나 병이 있을 때 표시한 반응구역과 혈자리를 찾아 그 둘레를 두루 주물러 주면 된다.

5. 반응구역 표시 그림에서 반응구역이 서로 다른 발바닥은 왼발과 오른발 두 발을 모두 그렸고, 반응구역이 같은 발 안쪽과 발 바깥쪽, 발등은 알아보기 쉽게 한쪽 발만 골라 그렸다. 당연하지만 주무를 때는 두 발을 모두 주물러야 한다.

6. 찾아보기는 병명과 치료법 중심으로 만들었다.

차례

03 알아 두면 좋은 발 건강법

04 발 주물러 병 고치기

1 장

들어가는 말

01 | 들어가는 말

“손이 발이 되도록 빈다.”는 말이 있다. 잘못이나 허물을 용서해 달라고 싹싹 빈다는 뜻인데, 어찌나 싹싹 빌었는지 길고 가느다란 손이 닳아서 짧고 뭉툭한 발이 되었다는 과장이 좀 들어간다. 그래서인지 발이 손보다 왠지 좀 못나거나 못한 느낌을 주는 말이다.

실제로 발은 우리 몸에서 꽤 푸대접을 받는다. 도구를 쓰는 섬세한 작업은 모두 손이 하고, 발은 그냥 사람을 여기에서 저기로 옮겨 주는 짐차 구실을 한다고 생각한다. 손은 날마다 깨끗이 씻고 화장품까지 발라 주면서 관리하지만 발은 전혀 그렇지 않다. 같은 몸의 한 부분인데도 솔직히 발 닦은 수건으로 손을 다시 닦지는 않는다.

하지만 우리 몸에서 발은 참으로 중요한 구실을 한다. 몸을 지탱하고, 몸과 땅을 직접 연결해 주며, 심장의 ‘숨은 일벗’이라고 할 만큼 몸의 건강을 책임지고 있기 때문이다.

발은 숨어서 일하는 심장이다?

사람의 발바닥은 다른 동물에 견주어 훨씬 잘 발달되어 있다. 당연한 것이 동물은 네발에 기대어 움직이지만 사람은 오로지 두 발에 의지하여 움직이기 때문이다. 아주 먼 옛날 최초의 인간이 네발로 기다가 일어나 걷고 손을 쓰기 시작하면서 사람은 비로소 만물의 영장인 '사람'으로서 우뚝 서지만, 바로 그 때문에 손이 해야 할 일까지 발에게 넘어 왔다. 발은 손의 몫까지 포함해서 사람의 온몸을 오로지 두 발바닥만으로 지탱하게 된 것이다.

또 발은 사람 몸에서 땅과 이어지는 유일한 접촉점이다. 모든 동물은(물속 동물 빼고), 심지어 하늘을 나는 새들조차 땅에서 멀리 떨어져서는 살 수가 없다. 식물도 땅에 뿌리를 두어야 살며, 모든 생명이 땅으로부터 온갖 기운을 받아 무럭무럭 자라난다. 그래서 옛날 사람들은 땅의 무한한 기운을 받고자 일부러 맨발로 땅을 걷는 것을 즐기기까지 했다. 사람 몸에서 그 땅과 유일하게 이어지는 곳이 바로 발이다.

게다가 발은 몸의 어떤 부위보다 심장에서 가장 멀다. 따라서 심장에서 나온 피가 발까지 가려면 가장 멀리 움직여야 하고, 다시 거슬러 돌아오려면 또한 가장 많은 힘이 필요하다. 그래서 사람의 몸은 한 가지 방법을 만들어 낸다. 곧 걸으면서 발이 땅에 닿는 순간에는 핏줄이 자연스럽게 줄어들면서 팽팽해지고, 땅에서 떼는 순간에는 자연스럽게 넓어지면서 느슨해져서 그 줄어들고 늘어나는 힘으로 피를 심장으로 돌려보내는 것이다. 그 과정에서 피는 산소와 영양소를 운반하고 쓸모없는 노폐물을 내보낸다. 발로 걷는 것이 사람에게 얼마나 좋은 운동인지를 잘 보여 주는 예라 하겠다. 그러니 발을 심장에서 가장 먼 곳에서 심장을 도와 함께 일하는 소중한 벗, 곧 '일벗' 이라 할 만하다.

이렇듯 발은 사람 몸에서 여러 가지 중요한 구실과 의미를 지닌다. 게다가 발은 몸을 비추는 거울과도 같아서 발을 보고 몸의 여러 부위와 오장육부의 정보를 알 수 있다.

발은 몸의 축소판이며 거울이다

두 발을 가만히 모아 보면 꼭 가부좌를 하고 앉아 있는 사람처럼 보인다. 엄지발가락은 꼭 사람의 머리 같고, 엄지발가락에서 발꿈치 쪽으로 따라가는 곡선은 꼭 사람의 허리 같으며, 발꿈치 부분은 펑퍼짐하게 앉아 있는 엉덩이 같다. 그래서 흔히 발을 몸의 축소판이라고 한다. 게다가 생김새만 닮은 게 아니라 실제로 발에는 몸 안의 오장육부와 근육이 고스란히 다 들어 있다. 바로 '경락' 이라 불리는 기의 길을 통해서 말이다.

사람 몸에는 중요한 12개의 경락과 8개의 경맥이 흐른다. 이때 경락과 경맥은 모두 '기가 다니는 길' 을 뜻하는데, 이 길을 통해 온몸 구석구석이 서로 이어지면서 기혈이 돌고 몸 상태가 조절된다. 이 가운데 무려 10개의 경락과 경맥이 발바닥에서 시작되고, 발바닥에서 끝나는 것이다. 나머지 다른 경락들 또한 발 경락들과 치렁치렁 얽혀서 서로 이어져 있다.

따라서 발은 경락을 통해 온몸 곳곳과 이어져 있고, 그중 한곳이라도 아프면 바로 발에도 반응이 오게 된다. 심장이 아프면 심장과 이어져 있는 발 가운데가 아프고, 비위가 약하거나 아프면 역시 그곳과 이어진 엄지발가락이 휘거나 구부러진다. 곧 '부분'인 발을 통해 '전체'인 몸을 볼 수 있는 것이다. 그래서 발을 흔히 온몸을 비추는 거울이라 하는데, 이때 몸과 이어져 발에도 똑같이 나타나는 구역을 '반응구역'이라 부른다.

반응구역, 꿩 먹고 알 먹고

반응구역이란 쉽게 말해서 몸의 여러 장부나 부위가 (경락을 통해) 발에도 똑같이 대응해서 나타나는 구역을 말한다. 이들은 몸이 아프면 똑같이 아프고 몸이 튼튼하면 똑같이 튼튼하다. 곧 몸의 상태에 '반응'하는 구역인 것이다.

따라서 이 반응구역을 잘 알아 두면 몸이 어디가 아프고 안 좋은지를 금방 알 수 있다. 이를테면 위가 나쁜 사람은 발에 있는 위 반응구역을 누르면 몹시 아파 한다. 거꾸로 위가 건강한 사람은 같은 반응구역을 눌러도 그다지 아픔을 느끼지 못한다. 따라서 반응구역을 눌러 보는 것만으로도 자신이 아픈 곳이나 앓고 있는 병을 쉽게 알 수 있는 것이다.

게다가 반응구역은 병이나 아픈 곳을 아는 데에서 그치지 않고 고치는 데에도 큰 힘이 된다. 발의 반응구역을 자극하면 그곳과 이어져 있는 오장육부를 자극하는 것과 마찬가지 효과가 있기 때문이다. 자극을 받은 오장육부는 움직임이 활발해지면서 기능이 좋아져 튼튼해진다.

건강한 사람에게도 좋은 것이 또 반응구역이다. 평소 틈날 때마다 발을 잘 주물러 주면 건강한 몸이 더욱 건강해진다. 발을 주무르면 무엇보다 피가 잘 돈다. 피가 잘 돌면 산소와 영양소가 골고루 잘 돌고 노폐물도 빠져 나간다. 또 자극을 받은 오장육부가 활발해지고, 호르몬도 균형 있게 잘 나오기 때문에 머리와 몸이 늘 상쾌하다. 한마디로 반응구역만 잘 알아 두어 주물러 주면 아픈 사람도, 건강한 사람도 모두 좋다는 말이니 그야말로 꿩 먹고 알 먹는 구역이라 하겠다.

특히 발의 반응구역을 자극하는 것은 침이나 혈자리 같은 전문지식을 몰라도 누구나 충분히 할 수 있기 때문에, 아주 오래 전부터 자연 치료법의 소중한 한 갈래로 여겨 왔다.

겉을 주물러 속을 고친다

오래전 상고시대 중국에 '유부(兪跗)' 라는 명의가 있었다고 한다. 여기서 '유兪' 는 유(愈)와 같아서 병이 낫는다는 뜻이고, '부跗' 는 발등이라는 뜻이다. 곧 이름에서 이미 "발을 주물러 병을 낫게 한다."는 뜻을 띠고 있는 것이다. 훗날 춘추전국시대 사람들은 유부를 몹시 존경하여 "약을 쓰지 않고 발을 다스려 병을 잘 치료하였다."고 칭찬하며 우러렀다고 한다. 발 주물러 병을 고치는 역사가 아주 오래됐음을 알 수 있는 이야기이다.

우리나라에서도 흔히 '족욕'이라고 하여 따뜻한 물에 발을 담그고 피로를 푸는 방법이 전해져 왔다. 물에 쑥이나 약초, 소금 같은 것을 넣어 병을 다스리기도 했다. 따뜻한 물과 차가운 물에 번갈아 발을 담그면 두통이나 어지러움이 가셔 머리가 맑아진다.

약을 쓰지 않고 발을 다스려 병을 치료한다는 것은 언뜻 꿈같은 말처럼 들린다. 머리카락 한 올보다도 수백, 수천 배나 더 작은 미생물과 박테리아까지 다 들여다볼 수 있는 현대 의학은 '단 한 번'으로 눈 깜짝할 사이에 나쁜 병균을 죽이고 못된 세균을 몰아내는 수많은 약을 만들어 냈다. 그러나 나쁜 균을 죽이는 것에 치우쳐서 좋은 균까지 함께 죽는다는 사실에는 지나치게 소홀했다. 나타나는 족족 균을 죽이는 것이 오히려 적당히 균과 싸우면서 몸이 스스로 자생력을 길러 낼 기회를 빼앗는다는 것을 알아채지 못했던 것이다. 그래서 약은 갈수록 독해지고, 병균도 따라서 갈수록 독해졌지만, 오히려 사람 몸은 독한 약과 균에 시달려 나날이 허약해졌다. 약을 써서 무조건 나쁜 균을 다 죽인다고 좋은 치료가 아니라, 약을 쓰지 않고 몸이 스스로 고칠 때를 기다리는 것이 훨씬 더 좋은 치료법인 것을 새삼 깨닫게 된 것이다.

그리고 그런 치료법 가운데 가장 좋은 것의 하나가 바로 발을 주무르는 것이다. 몸의 축소판이자 반응구역이 다 모여 있는 발.

수십 개의 경락과 경맥이 치렁치렁 얽혀 있는 발. 심장에서 가장 멀지만 심장만큼이나 피를 잘 돌게 하는 발. 바로 그 발이라는 '겉'을 주물러서 오장육부를 비롯한 몸의 온갖 '속'이 고쳐지고 튼튼해진다는 것을 알게 된 것이다. 그것은 독한 약물이나 억지 화학 약품들보다 훨씬 더 사람에게 이롭고 좋은 건강법이다.

이 책에서는 바로 그 '겉을 주물러 속을 고치는' 여러 가지 발 주무르는 방법을 알뜰하게 모아 보았다. 발을 주물러 몸을 고치는 이치와, 발을 만지고 살펴 자기 건강을 아는 법, 발에 나타나는 갖가지 반응구역과 그 구역을 잘 주무르는 법, 130여 가지에 달하는 많은 병과 그 병을 낫게 하는 반응구역들을 잘 정리해서 자기가 아픈 곳을 알고 고치는 데에 도움이 되게 하였다. 반응구역을 한눈에 볼 수 있는 발 확대 그림과 집에서 하기 쉬운 간단한 발 체조법도 부록으로 올려 두었다. 이른바 발을 주물러 병을 고치는 방법의 '종합' 편이라 하겠다.

모쪼록 이 책에 나와 있는 여러 가지 발 건강법들이 단순한 글자에서 그치는 것이 아니라 실제로 직접 해 보아서 병을 고치고 몸을 튼튼히 하는 데에 도움이 되었으면 한다. 발은 사람에게 있어 참으로 중요한 뿌리와 같으므로.

나무는 뿌리부터 시들고 사람은 다리부터 늙는다

사람의 발은 나무로 치자면 뿌리와 같다. 나뭇가지가 몇 개 꺾인다고 해서 나무가 죽지는 않지만 뿌리가 끊기면 그 나무는 살지 못한다. 사람의 몸도 마찬가지여서 뿌리 구실을 하는 발이 튼튼해야 몸이 튼튼하다. 그래서 예로부터 "나무는 뿌리부터 시들고 사람은 다리부터 늙는다."는 말이 있어 왔다.

굳이 옛 속담을 들지 않아도 옛사람들은 이미 이 진리를 알고 있었다. 옛사람들은 모두 맨발로 다녔고, 기분이 좋으면 북소리에 맞춰 춤을 추었다. 추울 때면 힘껏 뜀박질을 하고 더울 때는 차가운 물에 발을 담가 온몸을 시원하게 식혔다. 그러는 사이 발을 자극하면 피로가 풀리고 몸이 편안해진다는 것을 알게 되었다. 또 몸이 아플 때도 발의 한곳을 자극하면 조금 아프기는 하지만 병이 낫는다는 것도 알게 되었다. 그래서 가장 안전하고 간편하면서 좋은 발 주무르는 건강법이 나온 것이다.

이제 우리도 옛사람의 지혜로 돌아가 보자. 내 몸을 독한 화학약품이나 기구에 맡기지 말고 올곧이 자연에게 맡겨 보자. 내 몸을 나 스스로 다스려 보자는 말이다. 수십만 년 전부터 손의 몫까지 대신해 당신의 몸을 지탱해 온 발이 당신을 도울 것이다. 손이 발이 되도록 잘못만 빌지 말고, 손으로 발을 주물러 내 건강도 빌어 보자.

나무는 뿌리부터 시들고 사람은 다리부터 늙는다지만 그 말은 거꾸로 "나무는 뿌리부터 싱싱해지고 사람은 발로부터 건강해진다."는 말과 같은 뜻일 것이다. 뿌리부터 싱싱하고 건강해지는 발 건강법, 이제부터 시작이다.

2
장

발 보고 내 건강 알기

02 | 발 보고 내 건강 알기

앞 장에서 발 주무르기는 꿩 먹고 알 먹는, 곧 아픈 곳을 찾아 치료하면서 더불어 몸까지 튼튼하게 해 주는 좋은 방법이라고 하였다. 하지만 잘 모르고 무조건 막무가내로 주무른다고 하여 정확한 치료나 진단이 되는 것은 아니다. 발에 대해서 알아야 할 것들 몇 가지를 미리 알아 두자. 그러고 나서 주무르면 훨씬 정확하게, 또 효과적으로 발과 몸을 살피고 돌볼 수 있다.

건강한 발은 걸을 때 아프지 않으면서 관절이 부드럽게 잘 휜다. 발바닥은 따뜻하고 부드러우면서 티눈이나 사마귀가 없이 깨끗해야 건강한 발이다. 또 빛깔은 싱싱한 분홍빛을 띠는 것이 좋다. 발등과 발목은 살이나 지방이 거의 없이 뼈와 피부만 있는 듯 앙상하게 마른 것이 오히려 더 건강한 발이다. 발뒤꿈치는 일직선이고, 발가락은 다섯 개가 다 쫙 벌어지는 것이 좋다. 특히 엄지발가락과 둘째발가락으로 물건을 집어 올릴 수 있을 만큼 힘이 있으면 더 좋다.

하지만 막상 이렇게 써 놓고도 정작 자기 발을 들여다보노라면 잘 모를 때가 많다. 내 발바닥이 분홍빛인 듯도 하고 아닌 듯도 하고, 꽤 부드러운 듯하고 하고 아닌 듯도 하고, 알쏭달쏭할 때가 많다. 게다가 건강한 발이 저렇다는 뜻이지, 건강하지 않으면 과연 발에 어떤 변화가 나타나는지는 더더욱 모르는 일이다. 따라서 아주 꼼꼼하게 발을 살펴서 자기 건강을 알 수 있는 자세한 안내서가 필요하다. 곧 발바닥과 발등, 발 안쪽과 바깥쪽까지 꼼꼼히 살펴서 내가 건강한지 아닌지, 이상한 점은 없는지, 주의할 점은 없는지 정확히 알게 해 주는 안내서 말이다. 바로 그 구실을 하는 것이 이 두 번째 장이다.

그러므로 이번 2장에서는 발을 차근차근 뜯어보고, 거기에 맞춰 자기 몸이 어떤지 살피고, 그것을 바탕으로 제 몸을 다스리는 방법을 알아보겠다.

“조금 어려워 보이는걸.” 하고 지레 겁을 먹거나 “발바닥 들여다본다고 어떻게 몸 상태를 알겠어.” 하고 쉽게 포기하거나 하지 말고 편안한 마음으로 이 책을 따라 자기 발을 이리저리 살펴보자. 눈으로도 보고, 손으로도 누르고, 경락이 흐르는 길을 따라 살살 주물러도 보고, 그렇게 놀이하듯 편하게 따라 하는 사이에 자신의 몸이 어떤 상태인지, 그리고 당신에게 제발 몸 좀 아끼라고 어떻게 말을 걸고 있는지 느낄 수 있을 것이다. 발을 살피는 일은 바로 그 발의 목소리에 귀 기울인다는 말과 같은 뜻이므로.

눈으로 보기

발을 뜯어볼 때는 먼저 눈으로 꼼꼼히 보면서 살핀 뒤에, 손으로 조물조물 만져서 살피고, 마지막으로 발을 지나는 경락을 꾹꾹 눌러서 살피면 전체 몸 상태를 잘 알 수 있다.

가장 쉬운 '눈으로' 보는 방법부터 알아보자. 이때는 두 발을 나란히 놓고 보는 것이 중요하다. 그냥 한쪽만 살펴서는 크게 이상한 점을 찾아내기가 힘들지만 두 발을 나란히 놓고 보면 조금 뒤틀리거나 휜 것도 금세 찾을 수 있기 때문이다.

먼저 두 발을 나란히 놓고 서로 대칭이 되는가 하는 것을 잘 살핀다. 한쪽 발의 모양이 이상하거나 두 발의 생김새가 똑같지 않다면 문제가 있는 것이다. 이를테면 발바닥에 오목하게 들어간 곳, 흔히 '족심(足心)'이라 하는 곳이 평평하게 생긴 평발이라면 대개 허리가 불편한 사람이기가 쉽다. 특히 왼발이 평발이라면 심장에 문제가 있을 수 있고, 오른발이 평발이라면 간이나 쓸개(담)에 문제가 있을 수 있다.

이때 족심을 중심으로 옆으로 부드럽게 휘는 활 모양의 곡선을 '족궁(足弓)'이라 한다. 이 족궁의 부드러운 곡선은 몸 안의 균형이 잘 유지되는지 나타내는 알림판과 같은 구실을 한다. 따라서 족궁의 곡선이 무뎌지거나 밋밋해지면 몸의 균형이 깨진다는 뜻으로 장부의 기능이 떨어지고 움직임에도 이상이 생긴다. 족궁이 늘 부드러운 곡선을 이루도록 몸을 잘 다스려야 하겠다.

또 두 발을 살필 때에는 그냥 대충 흘려보지 말고 순서에 따라 꼼꼼히 살피는 것이 좋다. 먼저 발가락에서 시작해서 발가락→발바닥→족심→발꿈치 차례로 살펴본 뒤에, 다음에는 다시 발바닥에서 시작해 발바닥→발 안쪽→발 바깥쪽→발등을 차례로 살펴보는 것이 좋다.

이때 가장 중요하게 살필 것은 발바닥과 발등, 발 안쪽과 바깥쪽까지 세밀하게 나뉘어져 있는 반응구역이다. 발바닥을 보든, 발등을 보든, 먼저 반응구역을 알아야 거기서 발견한 문제가 몸의 어느 장부나 기관에 이어져 있는지를 알 수 있기 때문이다. 그러므로 눈으로 살피는 일의 가장 기초인 반응구역을 먼저 자세히 알아보도록 하자.

반응구역으로 보기

앞서 반응구역이 무엇인지는 간단하게 설명하였다. 몸의 오장육부나 기관이 고스란히 발에도 대응해서 나타나는데 바로 그 구역을 반응구역이라 한다고 했다. 반응구역은 오랜 세월에 걸쳐 발을 두드리고 주무르고 하면서 몸을 다스려 온 옛사람들의 지혜가 농축되어 있는 것이다. 위가 아프면 발의 어디를 눌러야 좋고, 심장이 아프면 발의 또 어디를 눌러야 좋은지 일일이 다 눌러 보고 실험해 보아서 얻은 숱한 지혜와 경험이 쌓인 세밀한 지도, 그것이 바로 발 반응구역도인 것이다. 그러므로 처음부터 잘 알아두었다가 필요할 때마다 기억해서 유용하게 쓰도록 한다.

먼저 다음 쪽에 나오는 발바닥을 나란히 붙여 놓은 그림을 보자. 나란히 붙은 엄지발가락 두 개는 사람의 머리 같고, 새끼발가락에서 발꿈치 쪽으로 떨어지는 선의 반은 팔 같고, 남은 반은 다리 같다. 발꿈치 부분은 그대로 펑퍼짐하게 앉은 엉덩이 같고, 가운데 있는 널찍한 부분은 반반한 몸통과 배처럼 보인다. 그래서 그 안에 그려져 있는 간이나 심장, 폐 같은 장부가 제법 자리를 맞춰 놓여 있는 것 같다. 이렇듯 몸 전체가 고스란히 발에 잘 대응되어 나타나기 때문에 이 그림만 잘 살피면 대체로 몸의 어느 부위가 발의 어느 부위와 이어지는가 하는 큰 틀의 그림이 잡힐 것이다. 이른바 굵직굵직한 것만 간단하게 표시하여 큰 틀을 알게 하는 전도(全圖, 전체 지도)인 셈이다.

전체를 크게 보았으니 이제 부분을 세밀하게 보자. 발을 다시 왼발, 오른발, 발 안쪽, 발 바깥쪽, 발등 해서 다섯 가지로 나누고 저마다 나타나는 반응구역이 어떤지 살피는 것이다. 앞서의 전도와는 달리 작은 것까지 꼼꼼하게 살피는 정밀한 '부분 지도' 인 셈

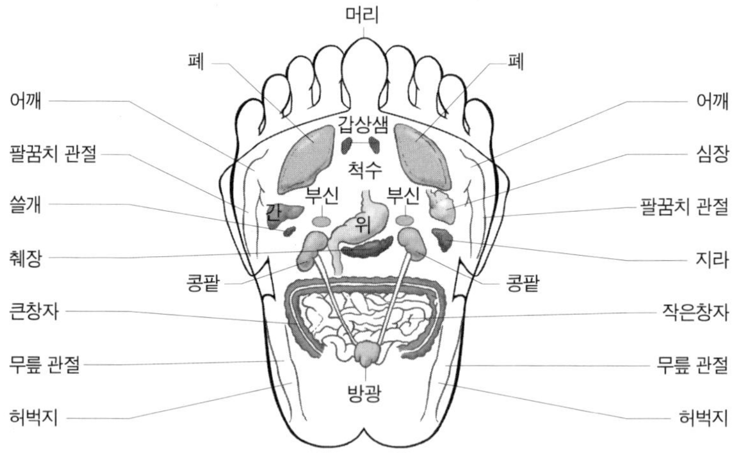

이겠다.

먼저 발바닥에는 머리와 오장육부의 반응구역이 자리 잡고 있다. 다음 쪽에 나오는 왼발과 오른발 그림을 보면 몸과 이어지는 반응구역이 발바닥에 어떻게 나타나는지를 알 수 있다. 번호를 붙여 설명해 두었으니 찬찬히 살펴서 머리로 시작해서 목, 폐, 위, 심장, 간, 창자, 생식샘(생식선)까지 이어지는 전체 장부를 확인한다.

이때 왼발과 오른발이 조금씩 다른데 그 차이를 알아 두는 것이 필요하다. 몸을 반으로 나누었을 때 왼쪽과 오른쪽에 동일하게 있는 장부나 부위는 왼발과 오른발에 같이 나타난다. 하지만 왼쪽이나 오른쪽 한쪽에만 있는 장부는 발에도 역시 왼발이나 오른발에만 나타난다.

위, 췌장(이자), 방광 같은 것은 몸 가운데에 있어서 왼발과 오른발에 똑같이 반응구역이 나타난다. 하지만 심장이나 간 같은 것은 몸 한쪽에만 있다. 곧 심장은 왼쪽에 있기 때문에 왼발에만 반응구역이 나타나고, 간은 오른쪽에 있기 때문에 오른발에만 반응구역이 나타나는 것이다. 눈이나 귀, 난소나 고환처럼 둘이 짝을 이룬 기관도 두 발에 모두 반응구역이 나타난다.

재미있는 것은 머리의 반응구역이다. 다른 장부나 기관은 왼쪽에 있으면 왼발에, 오른쪽에 있으면 오른발에 반응구역이 나타나는데 머리에 있는 기관들, 곧 눈이나 귀 같은 것은 반응구역이 거꾸로 나타난다. 곧 왼쪽 눈의 반응구역은 오른발에 있고, 오른쪽 눈의 반응구역은 왼발에 있는 것이다. 따라서 오른발의 눈 반응구역이 아프면 왼쪽 눈이 아픈 것이고, 왼발의 눈 반응구역이 아

1. 머리
2. 이마
3. 뇌간 · 소뇌
4. 뇌하수체
5. 삼차신경
6. 코
7. 목
8. 눈
9. 귀
11. 승모근
12. 갑상샘
13. 부갑상샘
14. 폐 · 기관지
15. 위
16. 십이지장

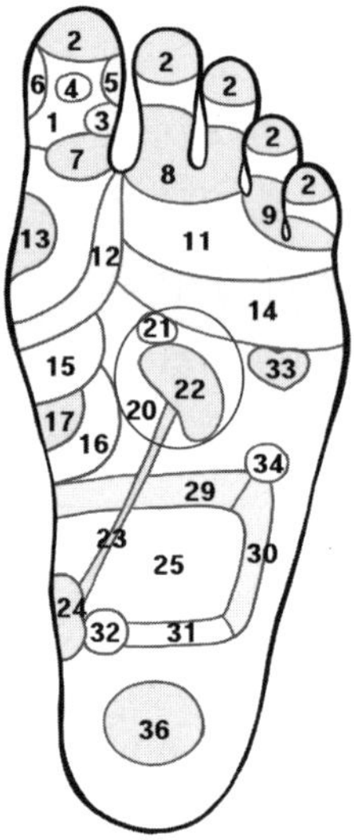

17. 췌장
20. 복강신경총
21. 부신
22. 콩팥
23. 수뇨관
24. 방광
25. 작은창자
29. 가로(잘록)창자
30. 내림(잘록)창자
31. 곧은창자
32. 항문
33. 심장
34. 지라
36. 생식샘

왼발 발바닥

1. 머리
2. 이마
3. 뇌간 · 소뇌
4. 뇌하수체
5. 삼차신경
6. 코
7. 목
8. 눈
9. 귀
11. 승모근
12. 갑상샘
13. 부갑상샘
14. 폐 · 기관지
15. 위
16. 십이지장

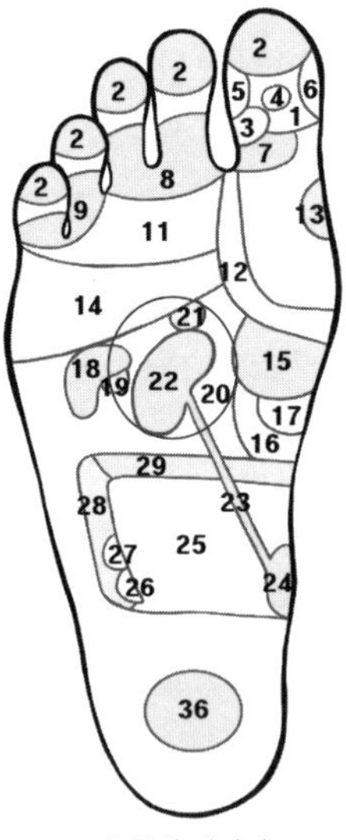

17. 췌장
18. 간
19. 쓸개
20. 복강신경총
21. 부신
22. 콩팥
23. 수뇨관
24. 방광
25. 작은창자
26. 맹장 · 충수
27. 돌막창자판막
(회맹판)
28. 오름(잘록)창자
29. 가로(잘록)창자
36. 생식샘

오른발 발바닥

프면 오른쪽 눈이 아픈 것이다. 발을 주무를 때 헷갈리지 말고 잘 따져서 꼼꼼히 눌러 주어야 한다.

발 안쪽은 곧은창자(직장)와 꼬리뼈(미골), 허리뼈(요추) 같은 뼈와 이어져 있다. 특히 족궁의 부드러운 곡선을 따라 나타나는 목뼈(경추), 가슴뼈(흉추), 허리뼈, 엉치등뼈 같은 반응구역은 몸을 살피거나 다스릴 때 지표가 되는 곳이니 잘 알아 두도록 한다.

발 바깥쪽은 어깨, 무릎, 팔꿈치 관절이나 앉음뼈(좌골) 신경 같은 것들과 이어져 있다. 발꿈치 쪽으로는 생식샘이, 발가락 쪽으로는 속귀(평형기관)가 이어져 있다.

발등은 턱이나 편도샘(편도선), 가슴이나 가로막(횡격막)과 이어져 있어서 목에서 가슴까지 내려가는 선을 이룬다. 발등 위쪽으로는 림프샘(림프, 임파선)이 이어진다.

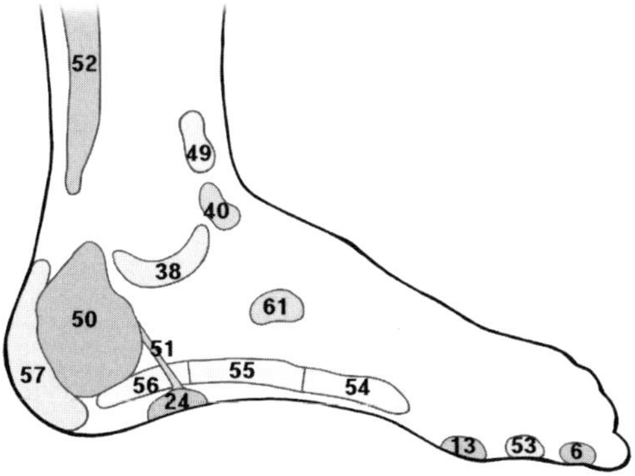

발 안쪽

6. 코
13. 부갑상샘
24. 방광
38. 고관절
40. 복부림프
49. 사타구니
50. 자궁 · 전립샘
51. 음경 · 음도 · 요도
52. 항문 · 곧은창자
53. 목뼈
54. 가슴뼈
55. 허리뼈
56. 엉치등뼈
57. 꼬리뼈
61. 늑골

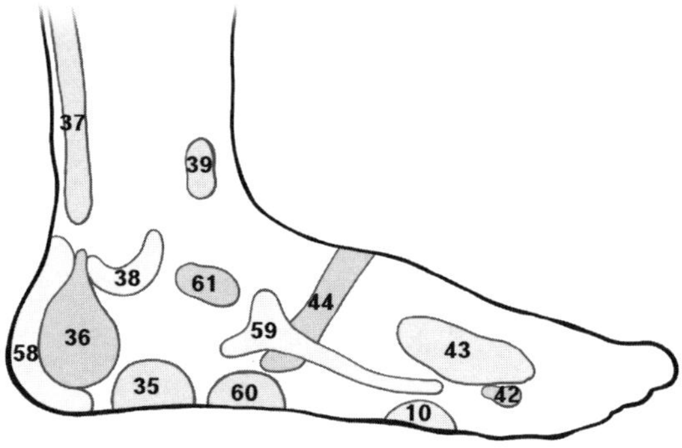

발 바깥쪽

10. 어깨
35. 무릎
36. 생식샘
(난소 · 고환)
37. 아랫배
38. 고관절
39. 목 · 어깨림프
42. 속귀(평형기관)
43. 가슴
44. 가로막
58. 앉음뼈 신경
59. 어깨뼈
60. 팔꿈치 관절
61. 늑골

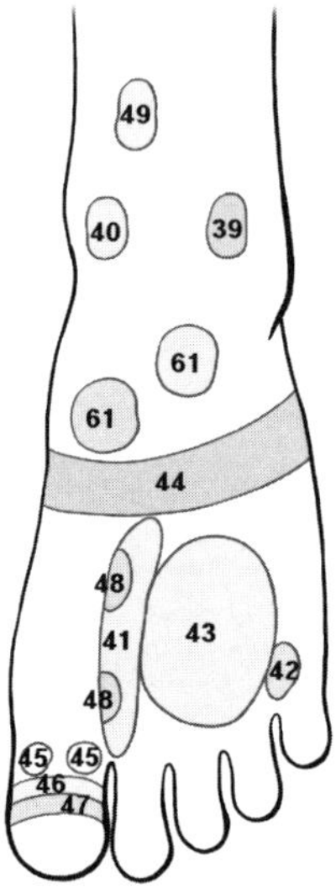

발등

39. 목 · 어깨림프
40. 복부림프
41. 흉부림프
42. 속귀
43. 가슴
44. 가로막
45. 편도샘
46. 아래턱
47. 위턱
48. 목 · 기관지 · 성대
49. 사타구니
61. 늑골

이 반응구역들은 금세 외워지거나 쉽게 기억할 수 있는 것은 아니다. 굳이 다 알고 있지 않아도 괜찮다. 너무 욕심 부리지 말고 그저 전체 틀만 잊지 않고 머릿속에 담아 두면 그것으로 충분하다. 그러다가 아픈 곳이 있거나 어디 이상한 곳이 있으면 그때 비로소 책에서 반응구역 그림을 찾아보면 된다. 그래서 과연 아픈 부분이 몸의 어떤 부위와 이어져 있는지 그림으로 확인하고, 그 부분을 잘 주물러서 풀면 되는 것이다. 따라서 틈날 때마다 반응구역도를 찾아보는 습관을 들여 두면 좋다.

예를 들어 몸이 크게 힘들지 않더라도 위의 반응구역이 좋지 않다면 위가 지쳤거나 약해졌거나 아프다는 뜻이다. 이런 때에는 푹 쉬면서 자극적인 음식을 삼가고 담백하고 소화가 잘 되는 음식을 먹어 주는 것이 좋다. 마찬가지로 콩팥(신장)의 반응구역이 좋지 않다면 물을 자주 마셔 주면서 가벼운 운동을 해 주면 몸에 좋을 것이다. 당연하지만 아픈 반응구역을 열심히 만지고 주물러서 풀어 주는 것도 잊지 말아야 한다.

반응구역, 잘 살펴서 몸의 이상을 미리미리 예방해 두자.

발가락에서 발꿈치까지

반응구역을 알아보았으니 이제 가장 기초가 되는 터는 다진 셈이다. 이제는 본격으로 발가락 하나하나, 발바닥 부위 부위별로 꼼꼼하게 살펴보도록 하겠다.

순서에 따라 먼저 발가락을 보자.

• 발가락

두 발을 나란히 놓고 살핀다. 이때 왼발과 오른발 발가락이 서로 대칭이 안 된다면 두 가지 문제를 생각할 수 있다. 하나는 발가락이 머리의 반응구역이기 때문에 머리에 문제가 있을 수 있다는 것, 또 하나는 다섯 발가락이 저마다 간이나 심장 같은 장기와 통하기 때문에 내장에 문제가 있을 수 있다는 것이다.

좀 더 자세히 살펴보자. 만약 엄지발가락이 휘었다면 비위에 문제가 있다는 것을 뜻하고, 새끼발가락 생김새가 이상하다면 비뇨기나 생식기 계통에 문제가 있을 수 있다. 발가락이 바깥으로 휘었다면 목뼈나 갑상샘(갑상선)에 문제가 있는 것이다.

두 엄지발가락을 나란히 놓았을 때 하나가 길고 하나가 짧으면 머리에 종양이 있을 수 있다. 엄지발가락이 얇고 힘이 없으면 췌장이 약하다는 뜻으로 당뇨병에 걸리기 쉽고, 엄지발가락이 통통하고 무르면서 살집 모양이 울록불록하면 간염이 없는지 의심해 봐야 한다. 왼쪽 엄지발가락 끝이 뾰족하고 딱딱하면 비위가 몹시 약한 사람이다.

오른쪽 엄지발가락 끝이 딱딱하고 넷째발가락 밑동에 딱딱한 덩어리가 있으면 간에 악성 종양이 생겼을 수 있으니 바로 병원에 가 보는 것이 좋다. 또 새끼발가락 밑동에 딱딱한 덩어리가 생겼다면 젖샘(유선)이나 자궁에 종양이 있을 수 있다. 엄지발가락과 둘째발가락 관절을 굽힐 수 없으면 위에 종양이 생겼기가 쉽다. 왼발 새끼발가락 둘레에 티눈이 생기면 어깨 부위가 손상되었다는 것을 뜻한다.

발가락에 이어서 발톱도 살펴보자.

발톱이 울퉁불퉁하고 얇고 무르며 껍질이 벗겨지는 것은 대개 영양이 모자라거나 간, 콩팥에 병이 있기 때문이다. 발톱 아래에 한 가닥이나 여러 가닥의 검은 선이 있으면 내분비가 좋지 못하거나 잠을 잘 못 자고, 두통이나 어지럼증, 허리나 무릎 통증, 월경통(생리통) 같은 것을 앓고 있기 쉽다. 엄지발가락 발톱이 위로 쳐들린 사람은 대개 근시나 난시가 있어서 눈이 좋지 못할 것이다. 다섯 발가락의 발톱이 모두 쳐들렸다면 신경이 몹시 쇠약해졌다는 뜻이다.

• 발바닥

발바닥은 앞서 설명한 반응구역 그림을 옆에 두고 대조하면서 살피는 것이 좋다. 그래서 혹시 어느 구역에 굳은살이나 티눈은 없는지, 살갗이 변하거나 부푼 곳은 없는지 살펴야 한다. 만약에 크게 눈에 띄는 부분이 있다면 그 반응구역에 대응하는 기관에 문제가 있다는 뜻이니 잘 대처해야 한다.

두 발바닥에 있는 무늬가 뚜렷하고 깊으면서 얼기설기 얽혀 있으면 스트레스가 몹시 심하거나 우울증에 걸렸을 수 있다. 발바닥이 누른빛을 띠면 지라(비장)가 태어날 때부터 좋지 않음을 말하는데, 이런 사람은 면역력이 약하고 쉽게 피로하며 감기에 자주 걸린다. 발바닥이 풀빛을 띠면서 칙칙하면 간과 쓸개에 병이 생기기 쉽다. 발바닥 색깔이 창백하고 혈색이 없으면 피가 잘 돌지 않으면서 당뇨병을 앓거나, 지라에 병이 있는 경우가 많다.

또 여자들은 발 뒷부분에 있는 생식기 반응구역 위쪽이 불룩하게 올라왔다면 자궁에 종양이 생겼을 수 있다는 뜻이니 한번 검진을 받아 보는 것이 좋다. 종양 절제 수술을 한 적이 있을 때도 이렇게 생식기 뒤쪽이 불룩하게 솟는다.

• 족심

발바닥에서 오목하게 들어가 있는 족심이 대칭되지 않거나 고르지 않을 경우에도 앞서 발가락처럼 두 가지 문제를 생각할 수 있다. 하나는 심장에 문제가 있거나 영양 불량일 가능성이다. 심장과 작은창자(소장)는 서로 안과 겉을 이루고 있고, 또 작은창자의 기능이 영양을 소화하고 흡수하는 것이기 때문에 심장과 작은창자의 문제가 동시에 나타나는 것이다. 다른 하나는 잘록창자(결장)에 문제가 있을 수 있다는 것이다. 족심이 바로 복부의 반응구역이기 때문이다. 따라서 두 가지 가능성을 함께 생각해 보는 것이 좋다.

족심이 쏙 들어가지 않고 평평한 평발이면 심장과 쓸개가 안 좋은 경우가 많다. 왼발이 평발이면 심장이 안 좋고, 오른발이 평발이면 쓸개가 안 좋은 것이다. 또 두 발이 모두 평발이면 등이나 등뼈도 좋지 않음을 뜻하니 늘 조심해야 하겠다.

• 발꿈치

발꿈치는 여성과 남성 모두 생식기와 이어져 있으므로 평소에도 잘 살피고 자주 주무르는 것이 좋다. 또 발꿈치에는 경락과 이어지는 혈자리들도 많으니 그 점도 잘 생각해서 살핀다. (발에 나타나는 경락과 혈자리는 '발 경락으로 보기'에서 다시 자세히 설명한다.)

발꿈치를 만졌을 때 찬 느낌이 있으면 콩팥이 좋지 않다는 뜻이다. 발꿈치와 복사뼈 관절이 부으면서 피가 모인다면 대개 가슴이나 골반에 병이 있다는 뜻이다. 발꿈치 생김이 발 앞쪽처럼 넓은 사람이 있는데 이런 사람은 대개 내분비 기관이 좋지 못하다.

발바닥에서 발등까지

이제껏 발을 발가락→발바닥→족심→발꿈치 순서로 살펴보았다. 이번에는 발바닥→발 안쪽→발 바깥쪽→발등 순서로 차례차례 살펴보자.

이때도 역시 발바닥은 반응구역 중심으로 살피는데 특히 반응구역이 살쪘는지 여위었는지, 불룩한지 우묵한지, 말랐는지 습한지 같은 것들을 잘 살펴본다. 반응구역이 불룩하게 솟아 있으면 대개 몸이 실한 것이고, 거꾸로 우묵하게 꺼져 있으면 몸이 허한 것이다. 갑자기 살이 푹 꺼진 곳이 있다면 바로 그 부위가 안 좋은 곳이니 그곳이 몸의 어디와 대응하는지 잘 찾아보고 자주 주물러 주는 것이 좋다.

발 안쪽 척추 반응구역에 뚜렷한 푸른빛 실핏줄이 나타나면 위가 몹시 안 좋거나 종양이 있음을 뜻한다. 발 안쪽 복사뼈가 크게 부었다면 골반이나 림프샘에 문제가 있기 쉽다. 복사뼈 관절이 부었다면 콩팥에 병이 생겼다는 뜻이고, 복사뼈 주변에 물종기(수종)가 생기고 무릎까지 뻗어 있다면 심장에 병이 있다는 뜻이다.

또 발 안쪽과 바깥쪽의 늑골 반응구역이 크게 부었다면 콩팥에 문제가 있는 것이다. 발에 습기가 많은 것도 콩팥에 문제가 있어서이다. 거꾸로 발이 건조하면 순환에 문제가 있는 것인데 만약 건조함이 지나쳐 살갗이 벗겨지거나 버짐이 생기면 폐가 좋지 않고 큰창자(대장)를 비롯한 배설 기관이 좋지 못함을 뜻한다. 발등이 잘 붓고, 좀 쉬면 부기가 가라앉았다가 다시 붓고 하는 사람은 대개 지라가 허한 것이다.

손으로 만져 보기

지금까지 순서에 따라 '눈으로' 발을 꼼꼼히 보는 방법을 알아보았다. 이제는 눈으로 볼 때 놓치기 쉬운 것들, 이를테면 작은 알갱이나 덩이는 없는지 '손으로' 살피는 방법을 알아보자. 곧 손으로 발을 살살 문지르고 만져서 오돌토돌 튀어나온 곳은 없는지, 알갱이 같은 것이 잡히지는 않는지, 혹여 잡힌다면 어떤 느낌인지, 아픈지 안 아픈지, 딱딱한지 부드러운지 같은 것을 따져 보고 그에 맞춰 몸 상태를 알아보는 것이다.

이때 처음에는 살살 어루만져서 통증 없이 기포나 멍울을 찾아내고, 그 다음에는 힘껏 누르고 찍어서 통증을 느낀 뒤 그 느낌에 따라 문제점을 찾아내는 과정이 필요하다. 통증에 따라 두 가지 방법을 함께 써야 정확한 판단을 내릴 수 있다.

먼저 통증 없이 만져 보는 방법을 살펴보자.

만져 보기—통증 없이

손으로 발을 쓰다듬듯 살살 만져서 기포나 알갱이 같은 것이 없는지를 알아보는 방법이다.

만약 작은 기포나 알갱이 같은 것이 있다면 그 반응구역과 이어지는 기관의 기능이 좀 떨어진다는 것을 뜻하는데, 아주 나쁘거나 심각한 정도는 아니다. 하지만 좀 큰 멍울이나 덩이, 길쭉한 덩이 같은 것들이 만져지면 그 반응구역과 이어지는 기관에 좀 큰 문제가 있다는 뜻이다.

또 발을 만졌을 때 근육에 탄력이 없이 몹시 약하다면 생활이 불규칙하고 과로에 시달린다는 것을 뜻한다. 특히나 멍울이나 덩이가 만져지면서 발 근육의 탄력이 없어진 지 꽤 됐다면 이어지는 대응 기관에 큰 문제가 생겼을 수 있으므로 이때는 무조건 검진을 한번 받는 것이 좋다. 괜히 괜찮으려니 하고 미뤄 두었다가 병을 키울 필요는 없는 것이다.

그러면 먼저 발을 만졌을 때 느껴지는 기포, 알갱이, 멍울, 덩이, 길쭉한 덩이 들에 따라 지금 몸 상태가 어떤지를 하나씩 알아보자.

- 기포 모양: 만졌을 때 물이 흐르는 듯한 느낌을 주는 기포들이다. 반응구역에 이런 기포가 잡힌다면 이어지는 기관이 좀 안 좋다는 것을 뜻한다.
- 알갱이 모양: 알갱이가 어느 반응구역에서 만져지는지에 따라 상태가 다르다. 식도나 위, 큰창자, 작은창자 같은 소화 기

관의 반응구역에 알갱이가 있으면 종양이 있을 가능성이 있고, 간이나 지라 같은 구역에 있으면 염증이 있을 가능성이 크다. 만약 관절 부위에 알갱이가 잡힌다면 관절이 아프거나 골자(뼈에 가시가 생기는 병)가 있다는 뜻이다.

- 멍울 모양: 이어지는 장부나 기관에 병이 생길 가능성이 많음을 말해 준다. 이를테면 간 반응구역에 알갱이나 멍울이 생겼다면 그 기관이 아프거나 붓기 쉽다.
- 덩이 모양: 반응구역에 덩이가 만져지면 대개 종양이나 낭종(주머니혹)이 생겼다는 뜻이다. 덩이가 비교적 딱딱하고 눌렀을 때 아프지 않다면 종양일 가능성이 크다. 덩이가 무르면서 누렀을 때 이리저리 오가면 낭종이 생겼다는 뜻이다.
- 길쭉한 덩이 모양: 반응구역에 이런 모양이 나타나면 연결되는 장부나 기관이 아주 약해졌거나 오랜 병을 앓고 있다는 것을 뜻한다. 보통 상처가 있거나 오랜 고질병, 수술을 받은 뒤에 이런 덩이가 나타난다. 길쭉한 덩이 모양은 또 다음 몇 가지로 나누어서 살펴볼 수 있다.

  ▸가늘게 길쭉한 모양 — 덩이가 좀 딱딱하고 움직이지 않으면 이어지는 기관이 상처를 입거나 수술을 받았음을 뜻한다. 이를테면 앉음뼈 신경 반응구역 안에 이 가늘게 길쭉한 덩이가 있으면서 아프다면 당뇨병에 걸린 지 오래되었다는 뜻이다. 만약 꼬리뼈 반응구역 안에 이런 덩이가 있다면 척추원반탈출증(요추간반돌출)이 걸렸을 수 있다.

  ▸좀 굵고 길쭉한 모양 — 딱딱하고 움직이지 않으면 오래된 병이

있음을 말해 준다. 눌러서 아픈 느낌이 지라 반응구역에 있다면 지라가 커졌을 가능성이 있으며, 간 반응구역 안에 있으면 간경화에 걸렸을 가능성이 있다. 만약 심장 반응구역에 있다면 심근염일 가능성이 있으니 조심해야 한다.

- 길쭉한 모양 — 좀 딱딱하면서 덩이가 이리저리 움직인다면 연결되는 기관이나 조직에 염증이 생겼기가 쉽다.
- 좀 넓고 길쭉한 모양 — 이어지는 기관이 크게 부었을 가능성이 있다. 만약 간 반응구역 안에 있다면 간이 안 좋다는 뜻으로 지방간이 있는지 의심해 봐야 한다.

눌러 보기 — 통증 있게

앞서 통증 없이 부드럽게 눌러 발을 살펴보았으니, 이번에는 방법을 바꾸어 좀 지긋이, 아픔을 느낄 때까지 눌러서 몸의 상태가 어떤지를 살피는 방법을 알아보자.

처음에는 가볍게 만져 보다가 점차 힘주어 만지고, 나중에는 세게 만지면서 힘을 조절해야 한다. 흔히 손가락 끝의 살집으로 만지는데 힘이 겉 살갗에만 머무르지 말고 반응구역 속까지 미치게 해야 정확하게 진단할 수 있다.

이때 눌러서 아픈 느낌을 두 가지로 나눠 볼 수 있다. 하나는 흔히 '보건 안마'를 했을 때 생기는 통증으로 건강한 사람도 기본으로 발바닥을 누르면 조금씩 아픔을 느끼는 강도를 말한다. 이것은 몸이 건강해지는 통증이니 크게 문제 될 것이 없다. 다른 하나는 '진단 안마'로 발을 눌렀을 때 발이 골고루 적당히 아픈 것이 아니라 일부 반응구역에서만 도드라지게 아플 때 느끼는 강도이다. 그래서 바로 그곳이 안 좋은 부위임을 '진단' 하는 안마인 것이다. 이 책에서는 당연히 진단 안마로 발을 살핀다.

이때 두 안마는 힘을 쓰는 정도가 다른데, 진단 안마를 할 때는 보건 안마를 할 때보다 누르는 힘을 약하게 주어야 더 정확하게 알 수 있다. 하지만 말이 쉬워 '약하게' 지, 과연 그 약한 정도가 어느 만큼일지는 쉽게 감이 안 잡힌다. 이때에는 먼저 세 군데 반응구역을 눌러 보고, 그 세 곳의 아픈 느낌을 평균을 내서 중간쯤으로 누르는 것이 가장 좋다.

세 반응구역이란 바로 부신 구역, 콩팥 구역, 복강신경총 구역이다. 복강신경총이란 콩팥과 부신 구역을 둥글게 감싸고 있는 반응구역으로 복강, 곧 배 안에 그물처럼 얽혀 있는 신경얼기(신경총)를 말하는 것이다. 이 세 곳은 서로 이어져 있으면서도 위치

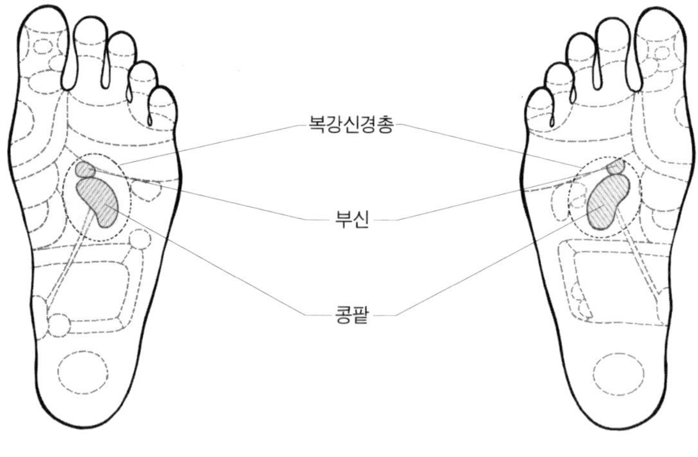

와 깊이와 면적이 다르기 때문에 안마할 때 생기는 아픈 느낌도 서로 다르며, 연결되는 장부나 기관도 달라서 아주 좋은 평균치를 낼 수 있다. 따라서 이 세 반응구역을 찬찬히 눌러 보고, 거기서 느껴지는 아픔의 크기를 중간 정도로 평균치를 내어 누르는 힘을 정해 놓으면 정확한 진단 안마가 가능하다. 이 평균치 힘으로 반응구역을 눌러서 아픈 느낌이 있으면 문제가 있다는 뜻이고, 아픈 느낌이 없으면 튼튼하다는 뜻이다.

그런데 통증도 자세히 살펴보면 여러 가지 종류가 있다. 찬 느낌이 들면서 시린 듯 아프기도 하고, 쑤시고 저리면서 아플 수도 있다. 때로는 차갑거나 뜨거운 느낌이 들 수도 있다. 그 느낌을 따라 자신의 지금 몸 상태가 어떤지를 좀 더 자세히 알아볼 수 있는 방법이 있다. 다음에 발을 주물렀을 때 흔히 느낄 수 있는 통증 아홉 가지와 그에 따른 몸 상태를 정리해 두었다. 찬찬히 살펴보고 자기 경우는 어떤지 알아 두자.

- 시리면서 아픈 느낌: 보통 순환이 잘 되지 않을 때 이런 통증이 잘 생긴다. 근육이 많은 반응구역에 잘 나타나는데 심하면 근육이 오그라드는 느낌도 든다. 이런 느낌이 있으면 심장이 안 좋을 수 있다.
- 저리면서 아픈 느낌: 보통 신경 계통에 문제가 있을 때 느껴지는 통증으로 흔히 뼈 사이의 반응구역에 나타난다. 신경염, 고열, 고지혈증이 있을 때 나타난다.
- 부풀며 아픈 느낌: 몸이 허한 사람한테서 흔히 나타난다. 나

쁜 기운이 몸에 들어와서 몸이 붓거나 장기의 기능이 떨어지거나 한다.

- 차가우면서 아픈 느낌: 발을 눌렀을 때 차가운 기운이 밖으로 스윽 빠져나가는 느낌이 들 때가 있다. 보통 찬 기운을 받아 근육에 신경통이 생겼을 때 나타난다.
- 따가우면서 아픈 느낌: 반응구역에 이렇게 따가우면서 아픈 느낌이 있다면 대개 이어지는 기관이나 장부에 염증이 있다는 뜻이다.
- 튕기면서 아픈 느낌: 어떤 반응구역을 만졌을 때 튕기면서 아픈 느낌이 있다면 일종의 경련 현상이 있을 수 있다. 또는 몸안이 감염되었거나 신경과민이 나타난 것일 수도 있다.
- 무거우면서 아픈 느낌: 이런 통증은 흔히 기가 막히고 피가 뭉쳤을 때 생긴다. 그렇다고 삼차신경(안면신경)이나 눈, 귀 같은 민감한 반응구역이 막힌 것이 아니라 몸 안의 '통로'가 조금 막혀 있는 느낌으로 이해하면 된다. 동맥경화나 내장결석이 있을 수 있다.
- 뻣뻣이 아픈 느낌: 눌렀을 때 반응구역이 뻣뻣하면서 아프기도 하지만, 엉뚱하게 누른 곳이 아닌 다른 반응구역이 뻣뻣해지기도 한다. 이것은 신경이 뒤엉켰기 때문인데 몸이 제 구실을 못하고 허한 기운과 실한 기운이 뒤섞이거나, 오래 전에 앓은 병이 있거나 하기 쉽다.
- 가려우면서 아픈 느낌: 어떤 반응구역을 눌렀을 때 가려우면서 아프다면 두 가지 원인을 생각해 볼 수 있다. 하나는 누르

는 힘이 고르지 못해 생긴 것으로 큰 문제가 아니다. 힘을 잘 분배해서 다시 눌러 보면 된다. 하지만 또 다른 하나는 과민 체질이거나 배설 기능이 못해져서 그러는 것일 수 있다. 이럴 때에는 몸이 힘들기 마련이다. 따라서 물을 많이 먹고 몸을 따뜻하게 한 뒤 푹 쉬는 것이 좋다.

경락으로 살피기

이제껏 발을 눈으로 보면서 살피는 방법, 손으로 만져서 살피는 방법을 알아보았다. 이제는 마지막으로 경락을 통해서 발을 살피는 방법을 알아보자. 이 마지막 고비만 잘 넘으면 발이라는 겉을 보고 몸이라는 속을 알 수 있는 '발 보고 내 건강 알기'라는 큰 고개를 이제 다 넘은 셈이다.

앞서 말했듯 발에는 여러 경락과 경맥이 지나는데, 이 가운데 중요한 경락은 모두 6개이다. 곧 오장육부와 직접 이어지는 간경, 담경, 비경, 위경, 신경과 방광경이 그것인데 이 가운데 간경, 비경, 신경은 음 경락이고 위경, 담경, 신경은 양 경락이다. 그래서 흔히 이 경락들을 음과 양의 기운이 골고루 섞인 '삼음삼양(三陰三陽) 경락'이라고 부른다. 따라서 발에 있는 경락을 잘 눌러서 그에 따른 변화를 살피면 이 경락들과 통하는 몸의 오장육부가 얼마나 아프고 튼튼하지, 또 다른 병은 없는지 알 수 있는 것이다.

먼저 발에서 시작하는 경락부터 살펴보자.

발 경락으로 보기

발에서 다리로 흘러 위로 올라가는 경락은 대개 발바닥이나 발가락 끝에 있는 혈자리에서 시작한다. 그 혈자리를 경락에서 가장 중심이 되는 '정혈(井血)'이라 부르는데, 정혈은 경락이 시작되는 뿌리와도 같은 중요한 혈자리이다. 따라서 정혈만 잘 누르면 이어지는 경락이 튼튼한지 아닌지 금세 알 수 있다.

발을 흐르는 여섯 경락과 중심이 되는 정혈, 그에 따른 병증을 하나씩 알아보자.

• 간경과 담경

이 두 갈래의 경락은 모두 발등에서 시작하는데 간경, 곧 간 경락은 발등 안쪽으로 흐르고 담경, 곧 쓸개 경락은 바깥쪽으로 흐른다. 간과 쓸개는 겉과 속의 관계를 이루고 있기 때문에 함께 살

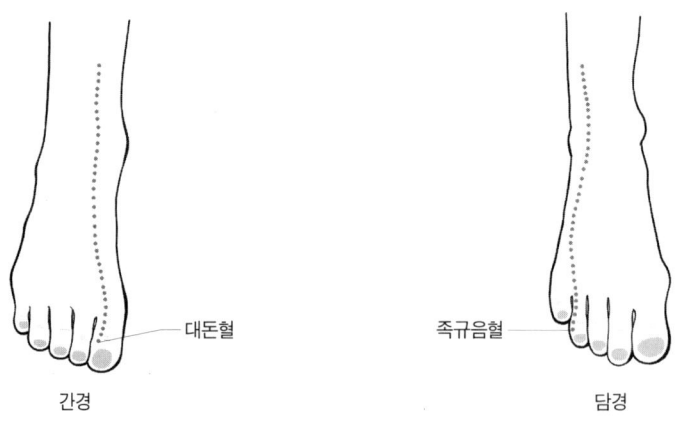

펴보는 것이 좋다. 간경의 정혈은 48쪽 그림 왼쪽에서 볼 수 있듯 엄지발톱 안쪽에 있는 대돈혈이다. 담경의 정혈은 오른쪽 그림처럼 넷째발톱 바깥쪽에 있는 족규음혈이다.

이 두 혈자리가 아프거나 검붉은 빛을 띠면 간과 쓸개가 약하거나 병이 있다는 뜻이다. 간경에 병이 생기면 가슴과 옆구리가 아프고, 화를 잘 내고 피부가 거칠어지면서, 검은 반점이 생긴다. 발이 아프고 성 기능이 나빠지면서 월경통이 오기도 한다. 담경에 병이 생기면 허리나 무릎이 잘 쑤신다.

• 비경과 위경

위와 지라는 겉과 속의 관계를 이루고 있기 때문에 경락도 함께 살핀다.

비경, 곧 지라 경락은 아래 그림 왼쪽에서처럼 엄지발가락 끝에

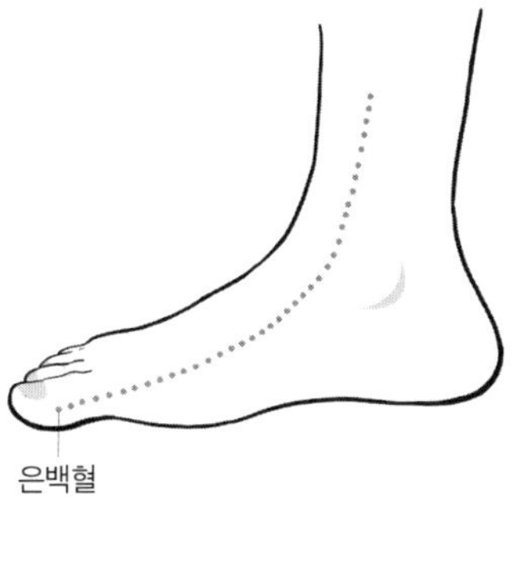

비경

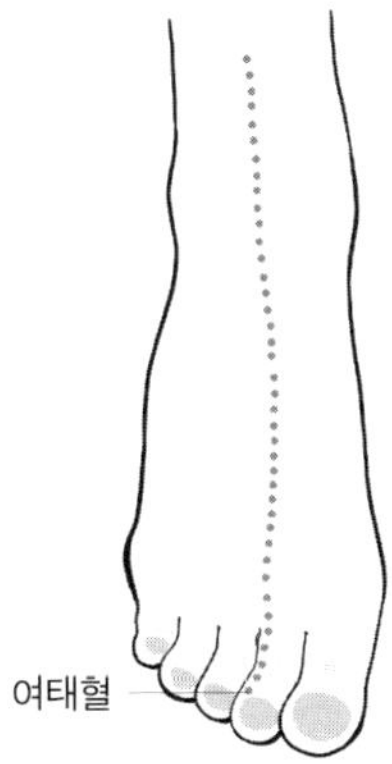

위경

서 발 안쪽으로 돈다. 정혈은 엄지발톱 뿌리에 있는 은백혈이다. 발톱 모서리에서 조금 떨어진 곳에 있다. 위경, 곧 위 경락은 그림 오른쪽에서 볼 수 있듯 발등 한가운데를 도는 경락이다. 정혈은 둘째발톱 뿌리 바깥쪽 조금 뒤에 있는 여태혈이다.

은백혈과 여태혈을 눌렀을 때 아프거나 검붉은 빛을 띠면 소화기 쪽에 질병이 있는 것이다. 비경에 이상이 있으면 소화가 안 되고 트림이 나면서 설사를 잘한다. 배가 붓고 가스가 나오거나 발이 차가워지기도 한다. 위경에 병이 생기면 변비, 이질, 두통이 오고 코가 막히거나 다리가 쑤시기도 한다.

• 신경과 방광경

신경, 곧 콩팥 경락은 발바닥에 있는 용천혈에서 시작한다. 발바닥을 셋으로 나눴을 때 삼분의 일 되는 지점에 있는 조금 오목한 곳이 바로 용천혈이다. 이곳은 아주 중요한 혈자리이므로 수

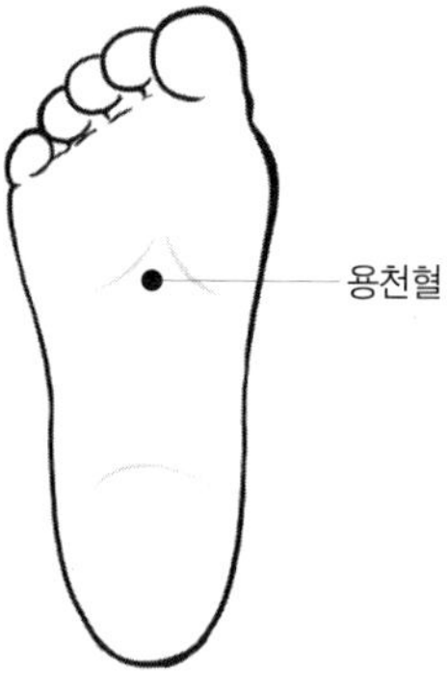

신경

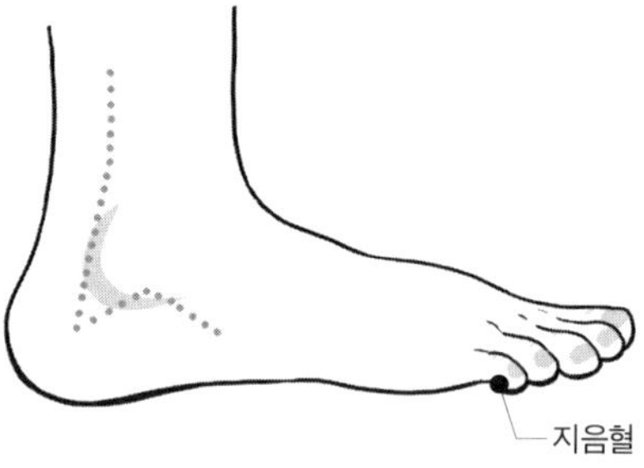

방광경

시로 누르고 만져 주는 것이 좋다. 방광경, 곧 방광 경락은 그림 오른쪽처럼 발 뒤쪽으로 도는데 정혈은 새끼발톱 뿌리 바깥쪽에 있는 지음혈이다.

용천혈과 지음혈에 통증이 있거나 검붉은 빛을 띠면 신경과 방광경을 따라 병이 있다는 것을 뜻한다. 특히 신경에 이상이 있으면 얼굴색이 거멓게 죽고 얼굴이 붓고 어지러우면서 식욕이 떨어진다. 온몸이 나른해지고 비뇨기나 생식기 쪽 병에도 잘 걸린다.

다른 경락도 그렇겠지만 특히 신경과 방광경은 장기와 아주 깊게 이어져 있다. 따라서 두 경락에 이상이 생기면 머리, 목, 등, 허리가 아프고 몸이 차고 쉽게 피로해질 뿐만 아니라 많은 내장 병을 일으킬 수도 있으니 각별히 주의한다.

다리 경락으로 보기

발에서 시작한 경락은 다리를 타고 몸 위로 쭉 올라가며 흐름을 이어간다. 따라서 정혈을 살피는 것만으로는 여섯 경락의 문제점을 다 아는 데에 조금 부족한 느낌이 있다. 이때에는 아예 발끝에서 다리 위까지 쭉 경락을 타고 올라가면서 주요 혈자리를 다 눌러 보는 게 좋다. 그러면 좀 더 정확한 느낌을 얻을 수 있기 때문이다.

먼저 다리 앞쪽을 보고 안쪽과 바깥쪽, 뒤쪽을 살피는데, 이때는 혈자리를 찍어서 누르는 방법을 쓰는 것이 뚜렷한 느낌을 얻을 수 있어서 좋다. 경락이 흐르는 길을 따라 찍어 누르면서 아픈 곳은 없는지, 빛깔이 변한 곳은 없는지 꼼꼼히 살펴본다. 다리에

줄이 뻗으면서 통증과 마비가 뚜렷하게 느껴지거나, 다리가 붓거나, 살갗에 종기나 반점, 색이 선명한 부기가 있거나 하면 몸이 안 좋은 것이다.

먼저 다리 앞쪽을 보자. 아래 그림과 같이 다리 앞쪽으로는 위경이 지나간다. 경락을 따라서 여태혈, 함곡혈, 풍륭혈, 족삼리혈, 양구혈, 비관혈까지 차례차례 혈자리를 눌러 주면서 쭉 확인해 본다. 이때 혈자리나 경락이 지나는 길에 통증이 있다면 위장병이 있거나 목구멍, 다리, 무릎 들에 병이 있을 수 있다.

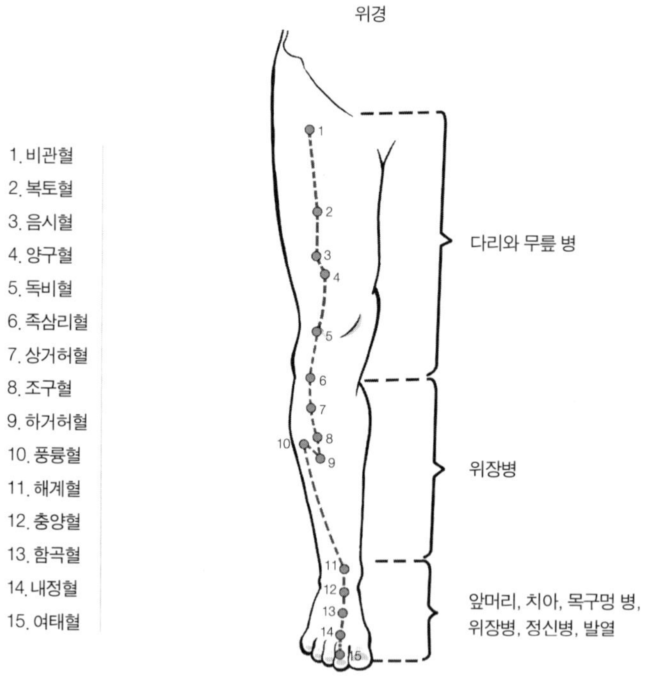

다음에는 다리 안쪽을 본다. 아래 그림처럼 다리 안쪽으로는 비경과 간경, 신경이 지나간다. 세 경락이 한꺼번에 지나가니 위치를 잘 살펴서 누른다. 은백혈(11), 대돈혈(22), 용천혈(32) 같은 정혈에서 시작해서 비경, 간경, 신경을 따라 흘러가면서 혈자리들을 꾹꾹 찍어 눌러 본다. 아픈 곳이 있거나 빛깔이 이상하다면 월경이나 대하, 생식기와 비뇨기에 병이 걸리기 쉽다.

다리 바깥쪽은 뒤에 나오는 그림처럼 담경이 지나간다. 족규음혈에서 시작해서 족임읍혈, 광명혈, 양릉천혈, 중독혈, 환도혈까

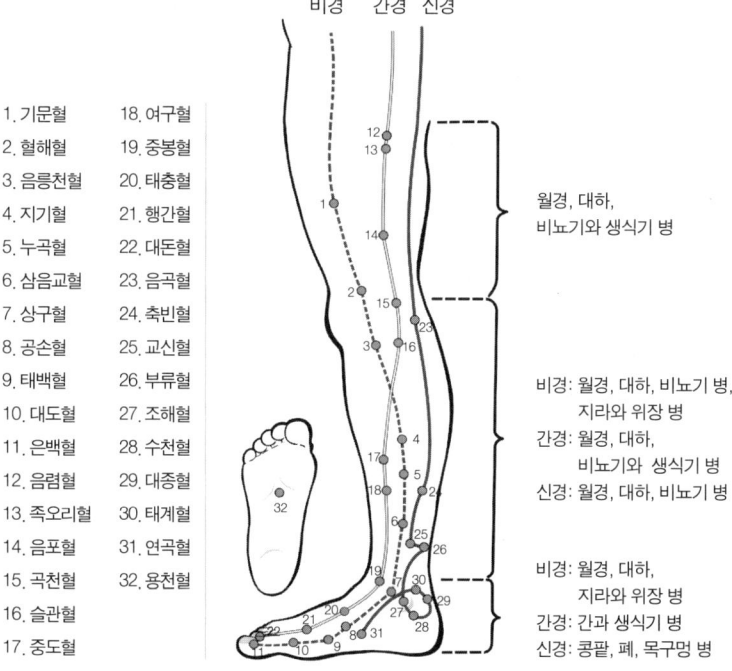

1. 기문혈
2. 혈해혈
3. 음릉천혈
4. 지기혈
5. 누곡혈
6. 삼음교혈
7. 상구혈
8. 공손혈
9. 태백혈
10. 대도혈
11. 은백혈
12. 음렴혈
13. 족오리혈
14. 음포혈
15. 곡천혈
16. 슬관혈
17. 중도혈
18. 여구혈
19. 중봉혈
20. 태충혈
21. 행간혈
22. 대돈혈
23. 음곡혈
24. 축빈혈
25. 교신혈
26. 부류혈
27. 조해혈
28. 수천혈
29. 대종혈
30. 태계혈
31. 연곡혈
32. 용천혈

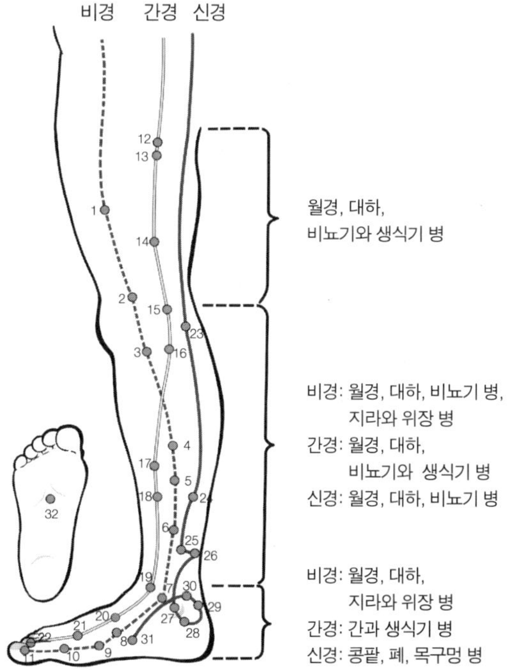

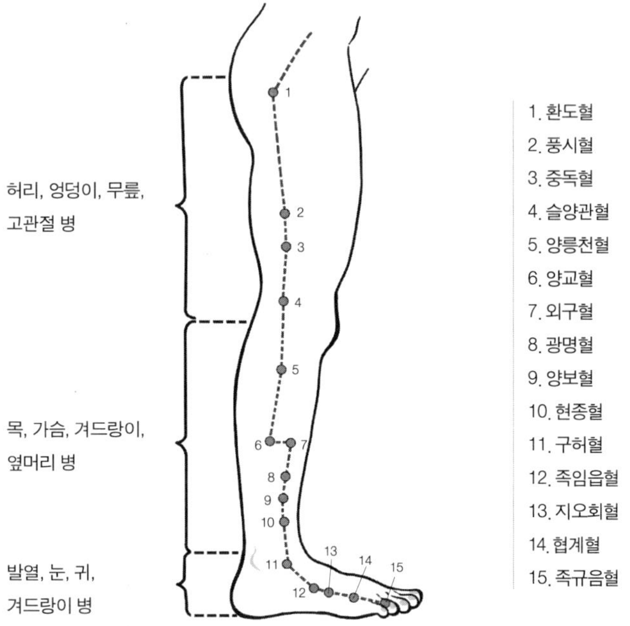

담경

지 쭉 눌러 보며 아픈 곳은 없는지, 붓거나 반점은 없는지 살펴본다. 만약 이상이 있다면 옆머리나 눈, 귀, 허리나 무릎 관절 들에 병이 있을 수 있다.

다리 뒤쪽은 방광경이 지나간다. 옆 그림에서 보듯 지음혈에서 시작해서 속골혈, 금문혈, 부양혈, 합양혈, 승부혈까지 쭉 눌러 보며 이상한 점을 살핀다. 만약 이상이 있다면 엉덩이나 허벅지, 등허리, 정수리 들에 문제가 있다고 본다.

참고로 다리 경락을 살필 때는 살갗에 나타나는 빛깔 변화도 잘 보는데, 특히 경락 둘레에 이상한 빛깔이 나타나면 다음과 같

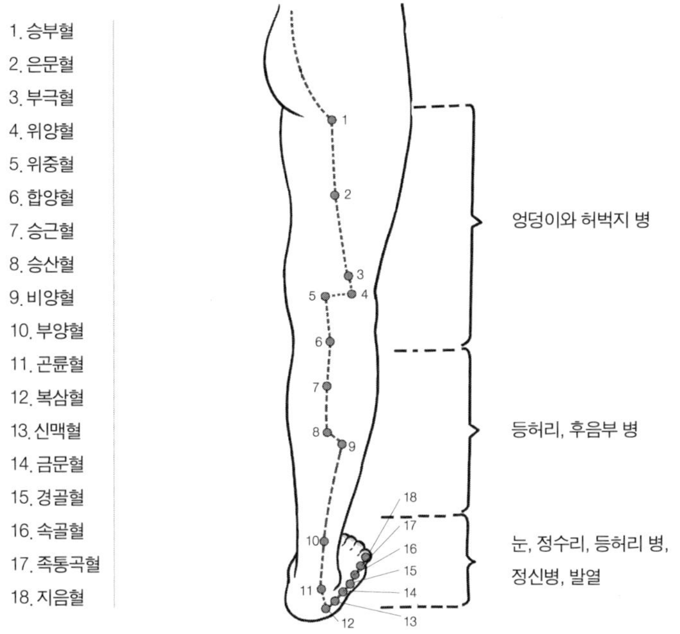

방광경

은 병증은 없는지 의심해 봐야 한다.

- 흰빛 – 몸이 차갑거나 허해서 생기는 병이 있기 쉽다.
- 붉은빛 – 열이 많거나 기혈이 잘 돌지 못하고 답답하게 막혀 있기 쉽다.
- 누런빛 – 몸이 습해서 생기는 병에 잘 걸린다.
- 검은빛 – 몸이 쑤시고 아프거나 어혈이나 종양이 있기 쉽다.
- 푸른빛 – 손발에 쥐가 나고 경련이 일어날 수 있다. 뇌졸중(중풍)이 올 수도 있으니 특히 주의한다.

지금까지 발을 주물러 내 몸을 아는 방법을 눈으로, 손으로, 경락으로 나누어 살펴보았다. 어려워하지 말고 편하게 책을 따라 살피다 보면 내 몸이 지금 과연 어떤 상태인지 하나씩 차근차근 알아갈 수 있을 것이다.

다만 여기서 한 가지 짚고 넘어갈 것이 있다. 곧 발을 주물러서 병을 안다는 것은 병원에서 병을 '진단' 받는 것과는 다르다는 것이다. 병원에서 하는 진단이 '치료' 를 목적으로 하는 것이라면, 발을 주물러 병을 아는 것은 '예방' 에 더 가까운 일이기 때문이다. 물론 치료도 함께하지만 그보다는 더 근원적인 문제, 곧 지금 자신의 몸 상태가 어떠한지를 미리 알아서 스스로 주의하고, 할 수 있다면 다가올 병을 막아 내도록 하는 데에 더 큰 의미를 두고 있는 것이다.

발을 주무르는 것으로 어떻게 예방이 가능하냐고? 발이 심장에서 가장 멀리 있기 때문에 그럴 수 있다. 몸에 이상이 생겼을 때, 곧 오장육부나 어떤 부위에 문제가 생겼을 때 인체 스스로는 어지간히 문제가 커지기까지는 아픈 느낌을 잘 받지 못한다. 하지만 발의 반응구역에서는 이미 변화가 생기기 시작한다.

앞서 말했듯 발은 심장에서 가장 멀다. 따라서 피가 가장 힘들게 도는 곳이며, 몸에 이상이 있으면 가장 먼저 발에 나타날 수밖에 없다. 힘이 들면 누구나 먼 거리를 걷지 못하고 가까운 곳이나 겨우 다니듯이 몸속의 피도 마찬가지이다. 아프거나 힘들면 가까운 곳까지밖에 영양소나 산소를 보내지 못한다. 그러니 몸이 힘들거나 안 좋거나 하면 당연히 피가 가장 늦게 도는 발에 먼저 그

조짐이 나타나게 된다. 곧 몸의 아픔이나 문제를 몸보다 발이 먼저 느낀다는 뜻이다. 바로 그렇기에 우리는 발을 통해 빠르고 정확하게 내 몸의 상태를 살펴볼 수 있는 것이다.

그러므로 발을 통한 진단은, 몸이 망가질 대로 망가져서야 겨우 시작하는 치료가 아니라 몸에 처음 살짝 무리가 왔을 때 미리 알아서 주의하고 다스려 나가는 예방으로서 손색이 없는 좋은 방법인 것이다.

그렇다면 이제, 그 좋은 방법을 해 봐야 하지 않을까? 몸보다 먼저 몸의 문제를 알아채는 발, 그 발을 통해서 내 몸을 좀 더 가깝게 알고 좀 더 잘 다스려 보자. 건강은, 먼 곳에 있는 것이 아니라 가까운 바로 이곳, 당신의 발에서 시작될 수도 있는 것이다.

옛말에도 있지 않은가. "병은 발밑으로 뻗고 건강은 발밑으로부터 살아난다."고. 발을 주물러 발밑으로 뻗는 병은 뽑아 버리고, 발밑에서 솟는 건강은 잘 가꿔 살려내 보자. 모든 것은 이제 당신의 발에서 시작되는 것이다.

3장

알아 두면 좋은 발 건강법

03 | 알아 두면 좋은 발 건강법

"예쁜 발이 건강한 발이다."라는 말이 있다. 얼굴의 예쁘고 못남이 건강과 전혀 상관이 없음을 모두가 알고 있는데, 예쁜 발이 건강하다니? 발은 어디가 달라서? 하는 생각이 들 법도 하다. 하지만 얼굴이 예쁜 사람이 늘 건강하지는 않아도, 발이 예쁜 사람은 거의 모두 다 건강하다. 여기서 예쁘다는 건 모양이 그린 듯이 곱고 아름답다는 뜻이 아니라 기본이 되는 모습을 고루 갖췄다는 뜻이다. 들어갈 곳은 들어가고, 나올 곳은 나오고, 반듯할 곳은 반듯하고, 없을 것은 없는 아주 기본 모습.

곧 발 한가운데 족심은 쏙 들어가고, 발 앞쪽은 도톰하게 살이 나오고, 뒤꿈치는 반듯하게 뻗어 있으면서, 무좀이나 티눈, 못 같은 것이 하나도 없는 깨끗한 발이 예쁜 발인 것이다. 거기에 관절이 부드럽게 잘 휘면서 빛깔이 골고루 분홍빛을 띠면 더욱 좋다. 발이 너무 크다거나 넓적하다거나 하는 생김새는 크게 상관이 없으니 공연히 "내 발은 못생겼어." 하고 한숨 내쉴 필요 없다. 키가 크면 발도 크기 마련이고, 날렵한 생김새의 발이 있는가 하면 넓적한 생김새의 발도 있기 마련이다. 하얗고 가느다랗고 얇은 발보다 오히려 적당히 살이 찌고 적당히 나오고 들어간 평범한 발이 건강에는 훨씬 좋다. 그런 발이야말로 몸의 균형이 잘 맞고 피가 잘 돌면 저절로 갖춰지는 발의 가장 기본 모습이기 때문이다. 평범한 발이 가장 예쁘며, 또한 가장 건강한 발인 것이다.

이번 3장에서는 예쁜 발, 곧 건강한 발을 가꾸는 여러 가지 방법들을 모아 보았다. 건강한 발은 건강한 몸을 나타내니 그 말은 곧 '내 건강을 가꾸는 여러 가지 방법들' 이라고 할 수 있겠다. 발을 잘 씻는 가장 기본적인 방법부터, 요모조모 잘 주무르기, 쉬면서 짬짬이 할 수 있는 건강법들, 마지막으로 하루 20분이면 되는 족욕법을 정리해 보았다. 과연 발을 어떻게 가꾸어야 예뻐질지 이제부터 하나씩 살펴보자.

잘 씻고 잘 말린다!

굉장히 쉬운 일인데 정작 닥치면 무심하게 대충 씻기 일쑤인 게 발이다. 이제부터는 꼼꼼하게 잘 씻고 잘 말리는 습관을 길러 보도록 하자.

발을 씻을 때는 먼저 따뜻한 물에 잠시 발을 담가 몸의 피로도 풀고 각질도 불려 주는 것이 좋다. 하지만 일이 바쁘거나 시간이 없다면 그냥 씻어도 괜찮다. 그렇다고 흐르는 물에 대충 씻지는 말고, 물을 받아 발가락이나 발뒤꿈치 같은 곳을 꼼꼼히 문질러 가면서 씻는다. 비누도 천연 비누라면 큰 문제가 없지만 일반 비누라면 날마다 의무로 쓸 필요는 없다. 아주 더러운 때가 아니라면 웬만한 더러움은 비누 거품 없이 물로도 잘 씻긴다. 다 씻은 다음에는 수건으로 닦아 물기를 말려 준다. 특히 발가락 사이를 잘 말려 주는데, 이때 대충 털고 발가락 사이를 잘 안 말리면 그 틈 사이로 무좀이 생기기 쉽다. 다 말린 다음에는 파우더를 바르거나 크림을 발라 부드럽게 마무리해 준다.

그 밖에도 발에서 냄새가 심하게 나거나 땀이 많이 날 때에는 다음과 같이 해 주는 것이 좋다.

- 발에서 냄새가 날 때 — 많이 걷거나 뛰지 않았는데도 신발을 벗었을 때 유난히 발에서 냄새가 날 때가 있다. 이때에는 찬물에 씻어 주는 것이 좋다. 냄새는 대개 세균 때문에 나는데 세균이 찬물이나 햇빛을 싫어하기 때문이다. 또 마지막 헹구는 물에 식초를 몇 방울 떨어뜨리면 역시 세균이 싫어해서 냄새를 없애는 데 도움이 된다.
- 땀이 많을 때 — 땀이 많으면 발이 늘 축축해서 무좀 같은 것에 걸리기 쉽다. 발을 씻고 나서 꼭 수건으로 물기를 잘 닦아 보송보송 말려야 한다. 발가락 사이사이를 벌려서 드라이기 같은 것으로 깨끗이 말려 주는 것도 좋다. 이때 발을 닦고 나

서 젖은 수건은 자칫 다른 곳에 세균을 옮길 수 있으므로 다시 쓰지 않는다.

- 뒤꿈치가 갈라질 때 — 남자보다 여자에게 흔하게 이런 증세가 나타난다. 나이가 들면서 여성 호르몬의 균형이 잘 맞지 않으면 생식기와 통하는 발뒤꿈치가 쉽게 갈라지기 때문이다. 이럴 때에는 발을 씻고 잘 말린 다음 뒤꿈치를 까끌까끌한 돌이나 사포로 10초쯤 문질러서 각질을 없애 주는 것이 좋다. 그 다음에는 부드러운 크림을 발라서 살갗이 갈라지는 것을 막는다.
- 쑤시고 저릴 때 — 발이 쑤시고 저릴 때에는 따뜻한 물을 받아서 손발을 충분히 담그고 있는 것이 좋다. 그리고 시간이 날 때마다 손발을 자주 주물러 주면 쑤시고 저린 것이 가라앉는다.
- 열이 날 때 — 가만히 있는데도 발에서 화끈화끈 열이 날 때가 있다. 대개는 심장에서 나온 피가 잘 돌지 못하고 발끝에 몰려 있어서 열이 난다. 이때에는 따뜻한 물에 식초나 소금을 넣고 10분쯤 족욕을 하는 것이 좋다. 발바닥을 손이나 둥근 봉 같은 것으로 꾹꾹 누르고 주물러도 피가 잘 돌아서 화끈함이 가라앉는다.
- 발이 부을 때 — 역시 심장에서 나온 피가 심장으로 잘 돌아가지 못하고 발끝에 고여 있을 때 발이 붓는다. 이때에는 주먹으로 발바닥을 쾅쾅 쳐서 자극을 준 뒤에 발끝에서 종아리 쪽으로 쭉쭉 밀면서 주물러 주면 편안해진다.

가볍게 주물러 준다!

발을 깨끗이 닦고 말린 다음에는 편하게 쉬면서 짬짬이 주물러 주는 것이 좋다. 음악을 듣거나 텔레비전을 보거나 하면서 손으로 발 전체를 잘 주무르면 하루의 피로가 풀리고 몸도 튼튼해진다. 주위에 방망이나 맥주병 같은 것이 있으면 시원한 느낌이 나도록 발 가운데를 콩콩콩 두드려 주는 것도 좋다.

주무를 때는 막 하지 말고 간단히 순서를 지켜 주면 효과가 더 좋다. 먼저 발등을 양손 엄지손가락으로 발가락에서 발목까지 쓸어 올린다. 그 다음에는 복사뼈 둘레를 역시 엄지손가락으로 원을 그리듯이 문지른다. 발가락을 왼쪽, 오른쪽으로 3번씩 돌려 준 뒤에 발바닥 가운데에서 조금 위에 있는 용천혈을 4~5초쯤 누른다. 마지막으로 엄지손가락과 집게손가락을 써서 복사뼈 뒤에서 종아리 끝까지 쭉 주물러 올라간다.

좀 더 순서를 갖춰서 하고 싶다면 다음에 그림과 더불어 간단한 동작 설명을 해 놓았으니 따라서 한번 해 보도록 하자. 먼저 발 전체를 부드럽게 쓰다듬는 동작을 시작으로 발 전체 → 복사뼈 → 발바닥 → 발가락 → 발등 → 발목 → 발꿈치 힘줄(아킬레스건) → 종아리 순으로 주물러 주면 좋다. 자세한 과정은 다음과 같다.

- 먼저 두 손으로 발을 부드럽게 쓰다듬는다. 이때 마사지 기름 같은 것이 있으면 몇 방울 떨어뜨려 바른 후에 해도 좋다. 두 손으로 발을 감싼 뒤에 발가락에서 발목 쪽으로 주물러 나

가면 된다. 이때 발목 쪽으로 올라갈 때는 조이듯 힘을 주고, 발가락 쪽으로 내려올 때는 힘을 뺀 채 부드럽게 쓰다듬어 내려온다.

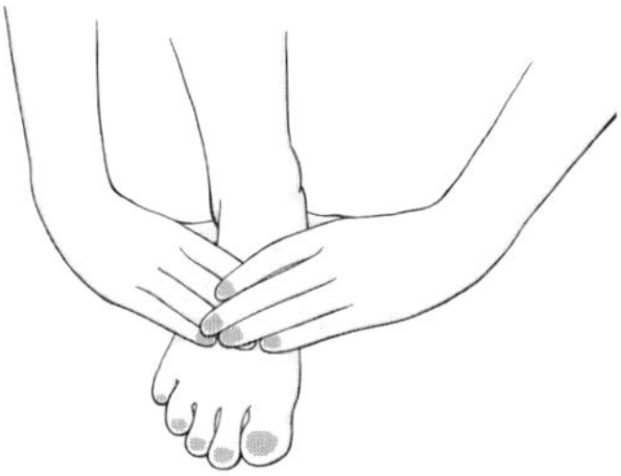

• 엄지손가락으로 복사뼈 둘레를 원을 그리듯이 잘 문질러 준다. 안쪽 복사뼈와 바깥쪽 복사뼈를 모두 골고루 문질러 주는 것이 좋다. 뼈를 주무를 때는 지나치게 힘을 주면 뼈가 다칠 수 있으므로 부드럽게, 하지만 강약을 주어 고르게 잘 문지른다.

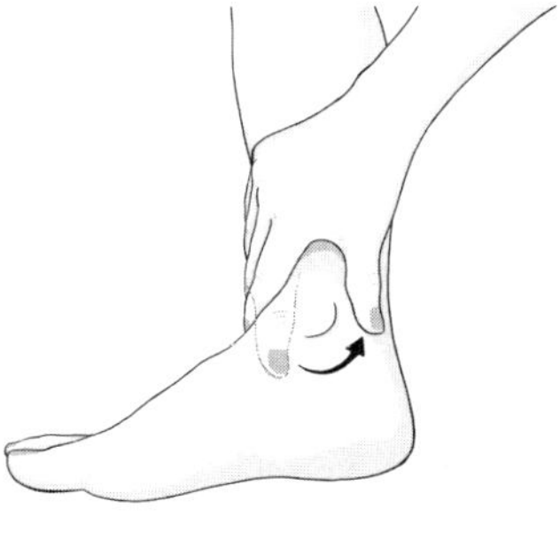

• 발을 젖혀 발바닥이 나오게 한 뒤에 발바닥 전체를 잘 주무른다. 엄지손가락을 써서 발바닥을 부채꼴을 그리듯이 누르면 된다. 그리고 엄지손가락으로 뒤꿈치에서부터 용천혈까지 꾹꾹 눌러 올라간다.

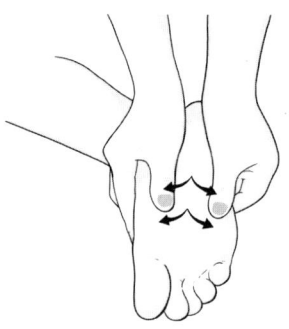

• 용천혈을 4~5초쯤 지그시 눌러 준다. 용천혈은 발바닥을 셋으로 나누었을 때 삼분의 일쯤 되는 곳에 있는 움푹 파진 곳으로 "생명의 근원과 통한다."라고 할 만큼 중요한 혈자리이다. 힘껏 누르거나, 뜨거운 느낌이 들 때까지 비벼도 좋다.

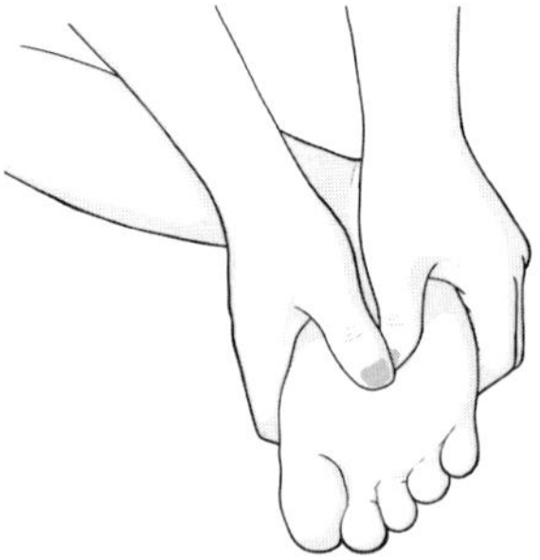

• 한 손으로 발뒤꿈치를 잡고 다른 손으로 발가락을 잡은 뒤에 앞뒤로 꺾었다가 구부렸다가 한다. 발가락부터 발 앞부분이 시원하다 싶을 만큼 쭉쭉 꺾어 준다. 그 다음에는 발가락을 잡은 채로 빙빙 돌려 준다.

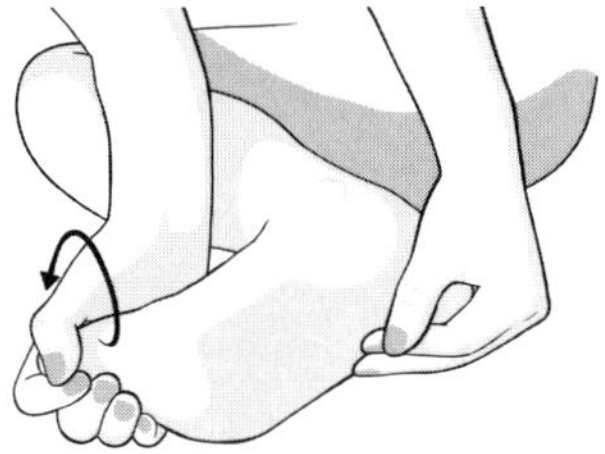

• 발가락을 하나하나 뽑듯이 잡아당긴다. 손가락으로 발가락의 양 옆을 잡아 미끄러지듯이 잡아 빼면 된다. 발가락을 하나씩 다 잡아당긴 다음에는 손가락을 깍지 끼듯이 발가락 사이사이에 끼우고 이번에는 통으로 부드럽게 잡아 뺀다. 조금 누르면서 당기듯이 잡아 빼면 된다.

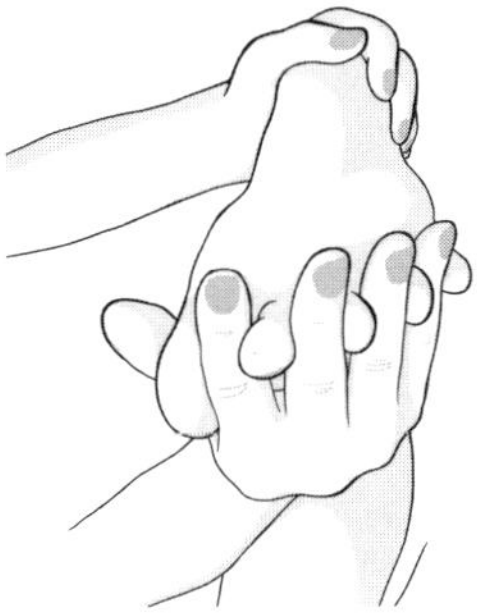

• 발등을 주무르는데 먼저 엄지손가락으로 발등 가운데를 가볍게 쓸어 올린다. 가운데 힘줄 부분에 손가락을 대고 발목 위쪽으로 미끄러지듯이 쓸어 올리면 된다. 그러고 나서 손등 가운데에 있는 가로막 반응구역을 주무른다. 엄지손가락으로 구역을 꾹꾹 누르면서 바깥쪽으로 밀어 주면 된다.

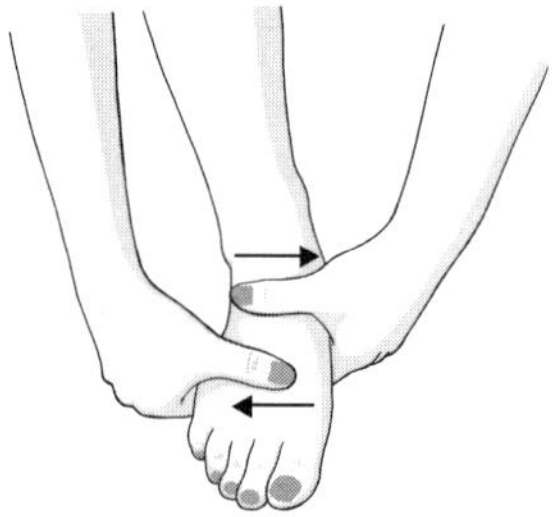

• 발목과 복사뼈를 부드럽게 비비면서 주물러 준다. 먼저 양손으로 발목을 부드럽게 풀어 준 뒤에 엄지손가락으로 위로 쓸 듯이 발목을 밀어 준다. 그러고 나서 손바닥을 대고 양쪽 복사뼈 위에서부터 뒤꿈치까지 앞뒤로 엇갈리게 비벼 준다.

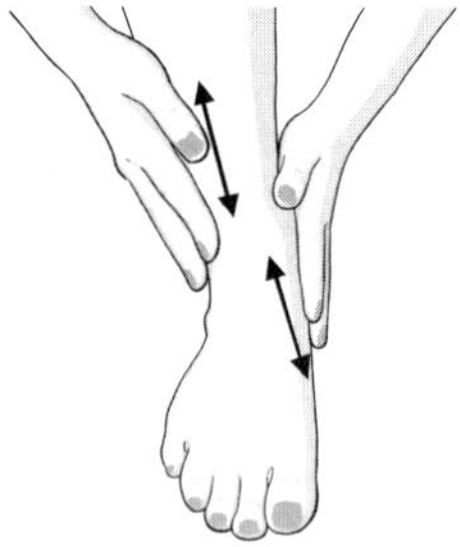

• 한 손으로 발가락을 잡고 다른 손으로 발꿈치 힘줄을 부드럽게 풀어 준다. 엄지손가락과 집게손가락을 써서 미끄러지듯이 쓸면서 종아리 쪽으로 올라가면 된다. 무리하게 힘을 주지 말고 부드럽게 하는 것이 좋다.

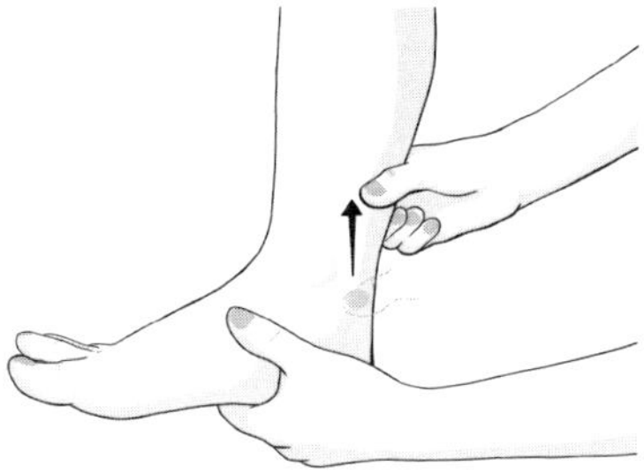

• 마지막으로 종아리 근육을 부드럽게 풀어 준다. 한 손으로 다리를 잡고 다른 손 엄지손가락으로 종아리를 감싸듯 잡고 원을 그리듯 둥글게 풀어 준다. 그 다음에는 종아리의 안쪽, 바깥쪽, 뒤쪽을 네 손가락을 써서 누르면서 쓸어 올린다.

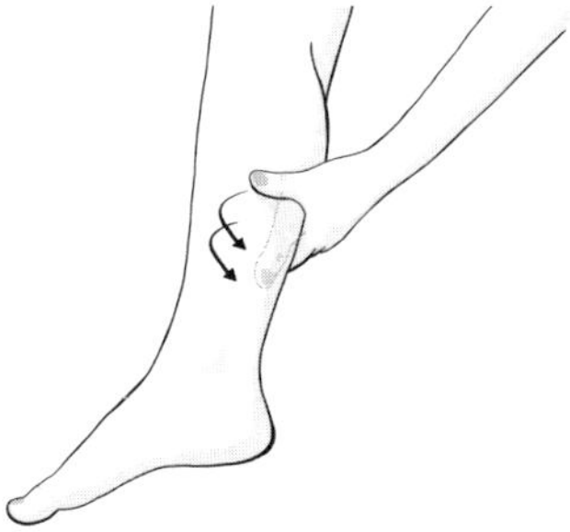

짬짬이 남는 시간, 알차게 운동하자!

굳이 시간을 내서 주물러 주거나 뛰지 않아도 일하는 틈틈이, 공부하는 틈틈이, 쉬는 틈틈이 할 수 있는 여러 가지 발 운동법이 있다. 사람은 잠을 잘 때 빼고는 거의 하루 종일 온몸의 무게를 오로지 발이 지탱하고 있기 때문에 때때로 발에게도 휴식이 필요하다. 틈틈이 해 주는 발 운동들은 짧게나마 발한테 편안한 휴식을 줄 것이다. 발이 편안하면 몸도 또한 편안하니 잘 알아 두었다가 평소에 알차게 활용해 보자.

다음은 평범한 노동자가 아침에 깨서 출근하고, 일하고, 밥 먹고, 퇴근하고, 씻고, 다시 잠자리에 누울 때까지를 상상해 그 사이 틈틈이 할 수 있는 발 운동법을 쭉 연결해 본 것이다. 굳이 노동자가 아니더라도 학생이나 주부, 농부나 교사 들도 모두 그때그때 활용해서 쓸 수 있는 발 운동들이니 일단 한번 가볍게 훑어보자. 그 뒤에 자신에게 맞는 운동법을 골라서 저마다 자기 몸에 맞게 틈틈이 운동을 하면 되겠다.

| 아침에 깼을 때 |

따르릉 자명종 소리가 울리고 아침이 시작된다. 머리로야 일어나야 한다고 생각하지만 몸은 왠지 포근한 잠자리를 통 떠나기가 싫어서 한참을 이불 속에서 밍그적대는 게 보통 사람이다. 이때 이불에 누운 채로 그대로 간단한 발 체조를 하면 머리가 맑아져서 쉽게 일어날 수 있다.

먼저 누운 상태 그대로 다리를 가지런히 뻗은 다음에 두 팔을 위로 쭉 뻗어 시원하게 기지개를 켠다. 그 다음에는 발을 뻗은 채로 발끝을 붙인 채 발목을 떼었다가 붙였다가 하면서 좌우로 벌려 준다. 5번~10번쯤 되풀이하는데, 거듭해서 통틀어 3분쯤 하는 것이 좋다.

발가락 끝에는 앞서 말한 정혈을 비롯해 여러 가지 중요한 혈자리가 많다. 그래서 누운 채 발을 흔들거나 이불을 덮은 상태에서 발 운동을 해 주면 자연스럽게 그 정혈이 이불과 부딪히면서 적당한 자극이 되는 것이다.

정혈은 이를테면 몸 안에 있는 자명종과 같다. 아침에 잠에서 깼을 때 발 운동으로 정혈을 자극해 주면 자명종이 울리면서 몸도 스스로 깨어난다. 그렇게 상쾌한 하루가 시작되는 것이다.

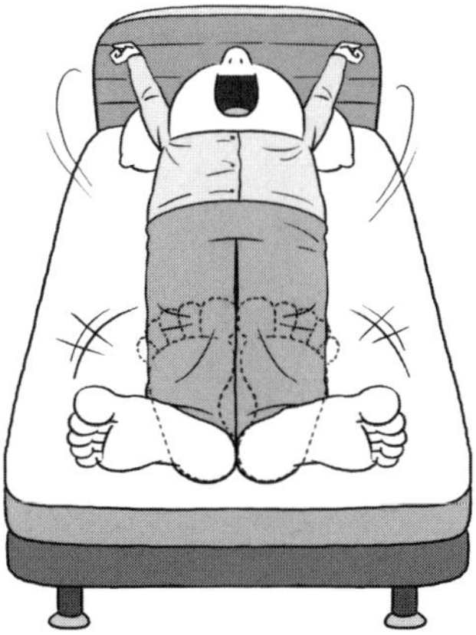

| 깨고 나서 |

잠에서 깨어나면 바로 쿵쾅쿵쾅 움직이지 말고 뒤꿈치를 살짝 들어 올려 발가락으로 살살 걷는다. 그래야 몸이 갑자기 일어난 충격에 익숙해지면서 부드럽게 풀어지기 때문이다. 특히 남자들은 엄지발가락에 힘을 주어 걸으면 좋은데 엄지발가락이 생식기와 통하기 때문에 정력이 좋아진다. 또 여자들도 발끝으로 걸으면 뒤꿈치 힘줄이 발달하면서 다리가 예뻐진다.

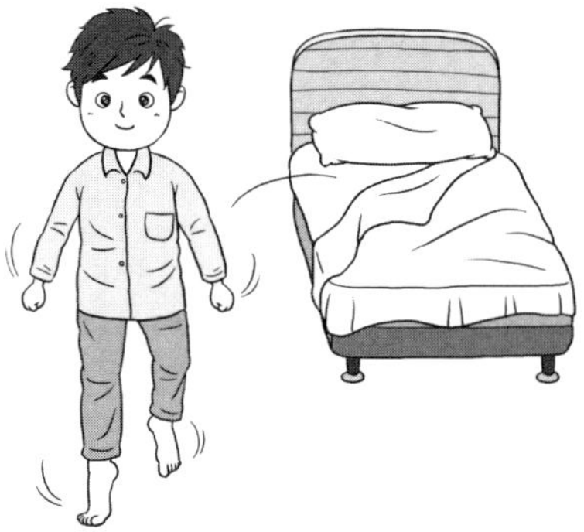

| 밥을 먹을 때 |

아침에 출근 준비에 쫓기다 보면 시간이 없다고 밥을 거르는 일이 많은데 건강에는 아주 좋지 않은 습관이다. 잠깐이라도 앉아서 밥을 한술 뜨고 가는 것이 좋다.

이때 밥을 먹으면서 식탁 아래에서 가볍게 발가락 운동을 하면 소화도 돕고 기운도 난다. 방법도 간단해서 그냥 식탁 밑에서 발가락을 구부렸다 폈다, 꼼지락꼼지락 마음대로 움직이면 된다.

엄지발가락과 둘째발가락, 셋째발가락은 모두 소화기 경락과 이어져 있어서 이 발가락들을 자극하면 자연스럽게 먹을거리가 잘 소화되기 때문에 변비나 설사를 막아 준다. 아침에 먹는 밥 한 그릇이 고스란히 내 몸에 좋은 영양소로 통째로 흡수되는 것이다.

식탁이 아니라 밥상에 앉아서 먹는 사람은 발가락을 꼼지락거리는 게 좀 보기 흉할 수 있으니 이럴 때는 엄지발가락과 둘째발가락을 꽉 꼬아 주는 운동을 하면 좋다. 발가락을 꼰 채로 살짝 구부렸다 폈다 한다. 왼발부터 시작해서 10번씩 모두 20번쯤 해 주면 된다. 대개 2~3분밖에 안 걸리는데 그것만으로도 충분히 좋은 운동이 된다. 엄지발가락은 간과, 둘째발가락은 위경과 통하기 때문에 위와 간의 활동이 활발해져서 입맛도 살고 소화도 잘 된다.

이때 등은 똑바로 쭉 펴고 있어야 한다. 대개 아침에는 기운이 없다고 새우등을 하고 처져 있기 쉬운데 그러면 위가 눌려져서 소화가 잘 안 된다. 등을 곧게 하고 발가락을 꼬면서 맛있게 밥을 먹고 나면 아침 출근길이 훨씬 기운찰 것이다.

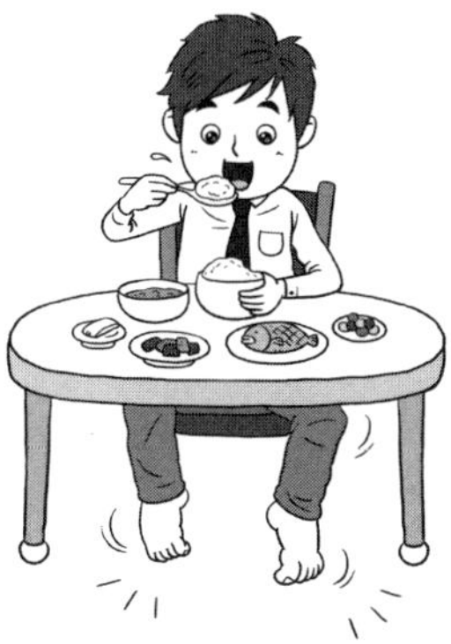

| 출근길에서 |

회사 가는 길, 또는 회사에 가려고 버스나 지하철을 타러 움직일 때는 거리가 짧더라도 마음잡고 제대로 걸어 주는 것이 좋다. 이때는 조금 빠르다 싶을 만큼 속보를 해야 한다. 등을 곧게 펴고 시선을 앞에 둔 채 보통 걸음보다 조금 빨리 걸으면 된다. 지각이다 싶을 때 절로 빨라지는 걸음걸이 속도를 생각하면 되겠다.

빨리 걷는 것은 몸에 아주 좋은 전신 운동이다. 뛰기처럼 무리하지 않으면서도 충분한 운동 효과를 주는 것이니 아무리 짧은 거리라도 움직일 때는 속보로 걸어 준다.

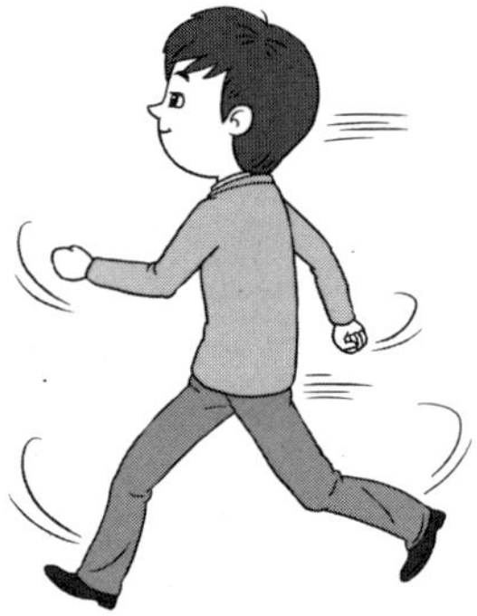

| 버스나 지하철에서 |

회사가 가깝다면 문제가 안 되지만 꽤 거리가 있다면 교통수단을 타고 이동하는 시간도 만만치 않다. 이때 일없이 멍하니 있거나 졸지만 말고 가벼운 발 운동을 해 주자. 시간도 무료하지 않고 건강에도 좋을 것이다.

만원버스나 전동차 안에 서 있을 때는 발끝과 발뒤꿈치로 번갈아 서는 운동을 하면 좋다. 처음에는 오른쪽 발끝으로 1~2분쯤 서 있는다. 그리고 잠시 쉰 다음에 이번에는 왼쪽 발끝으로 1~2분 서 있는다. 잠시 쉬고 나서 다시 오른발 뒤꿈치를 이용해 서고, 그 다음에는 왼발 뒤꿈치로 선다. 이렇게 오른발, 왼발을 바꿔 번갈아 서면 된다.

서 있는 시간이 1~2분으로 짧아 보여도 한 발로 서는 것은 순간적으로 뛰어난 균형 감각을 필요로 하고, 다리 근육도 바짝 긴장을 하기 때문에 아주 좋은 운동에 든다. 또한 어지러움이나 차멀미를 막는 데도 좋고, 손잡이를 꽉 잡고서 하면 손과 팔의 근육도 함께 운동이 되니 여러모로 좋은 운동법이다.

운이 좋아 앉아 갈 때도 그냥 졸지 말고 역시 발 운동을 해 준다. 발끝을 바닥에 댄 상태에서 뒤꿈치를 될 수 있는 한 높이 올린다. 그리고 발끝에 힘을 주어 3초쯤 정지한다. 그리고 나서 거꾸로 발뒤꿈치에 힘을 주고 발끝을 올린다. 5번쯤 되풀이해서 하면

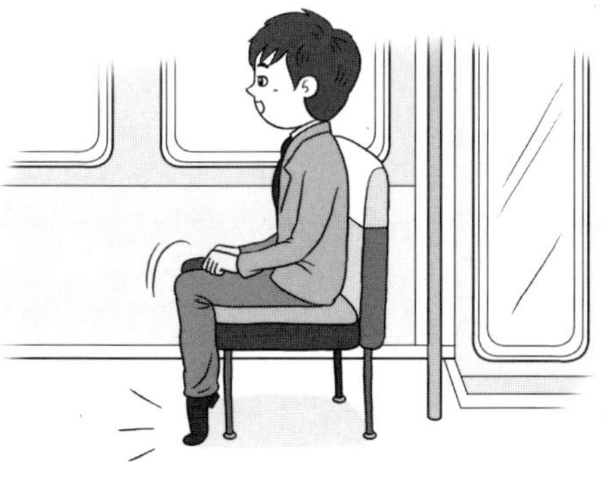

된다. 발끝과 발뒤꿈치를 자극해 준 것만으로도 뇌가 깨어나고 졸음이 달아날 것이다.

또 등이 새우처럼 굽은 사람은 이 운동을 자주 해 주면 등에 있는 등살이 자극을 받아 등이 쭉 펴진다. 자리가 났다고 푹 퍼져서 앉아 있지 말고 틈틈이 발을 자극해 건강을 지켜 보자.

| 집에서 |

집에서 가사 노동을 하는 주부도 밖에 있는 사람 못지않게 짬짬이 발 운동을 하면 좋다.

청소를 하면서 문지방이나 문턱을 가볍게 밟고 다녀 발바닥을 자극해도 좋고, 물건을 치우거나 그릇을 나를 때도 그냥 걷지 말고 까치발을 하고 걸으면 꽤 좋은 운동이 된다.

또 빨래를 널 때 까치발을 한 채 옆 걸음을 치면 효과가 아주 좋다. 사람은 대개 움직일 때 앞뒤로 움직이기 때문에 옆으로 움직이는 근육은 거의 잘 안 쓰게 된다. 그래서 의도적으로라도 옆으로 걸으면 안 쓰던 근육을 골고루 쓰게 되어서 몸에 좋은 것이다. 또 발끝에서 정강이 바깥쪽으로는 담경이, 안쪽으로는 간경이 이어져 있어서 옆걸음을 하면 연결되는 근육과 장기가 고루 좋아진다.

진공청소기를 쓰는 주부라면 가끔씩 발이 부을 때 청소기를 발 마사지에 쓰면 좋다. 가사 노동이라는 것이 힘은 들지만 표시가 잘 안 나기 때문에 집중해서 몇 시간씩 일을 하다 보면 어느새 피곤하고 다리도 퉁퉁 붓기 일쑤이다. 이럴 때에 청소기로 마사지

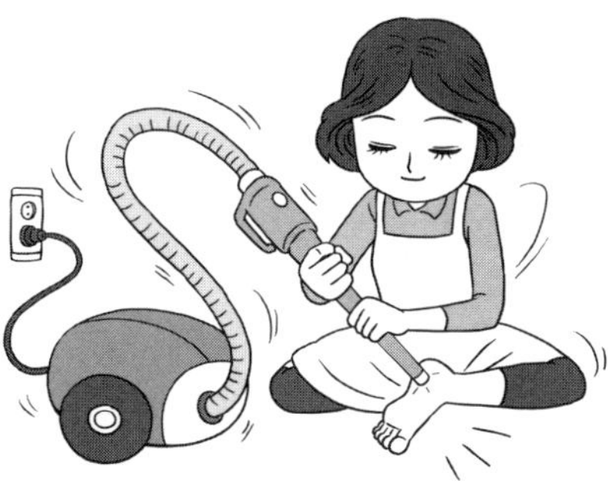

를 해 주는데, 청소기 호스 끝에 달려 있는 넓적한 흡입구를 빼고 둥근 부분을 그대로 발바닥에 대 주면 된다. 그러면 청소기가 발바닥을 강하게 빨아들이면서 그 힘으로 피가 잘 돌아 거짓말처럼 부기가 빠진다. 하지만 어디까지나 잠시 방편일 뿐이고, 발이 붓는다는 것은 기본으로 몸에 피로가 쌓이고 콩팥 기능이 안 좋다는 뜻이니 여러 가지 다른 운동으로 몸을 튼튼하게 해 주는 것이 필요하겠다.

| 회사에서 |

교통지옥이라 불리는 출퇴근 시간을 뚫고 회사에 왔다고 하더라도 이제부터 꼼짝없이 하루 일이 기다리고 있다. 본격으로 일에 들어가기에 앞서 가볍게 몸을 풀어 주면 일하기가 조금은 가뿐해질 것이다.

방법도 쉬워서 의자에 앉기 전에 발뒤꿈치를 세우고 쭈그려 앉은 채 일어났다 앉았다 하는 운동을 2~3번 하면 된다. 이때 등은 수직으로 곧게 뻗고 발꿈치를 세운 채 허리를 할 수 있는 한 깊게

내리는 것이 좋다. 그러면 온몸의 관절이 자극을 받으면서 몸이 풀리고 기분이 상쾌해진다.

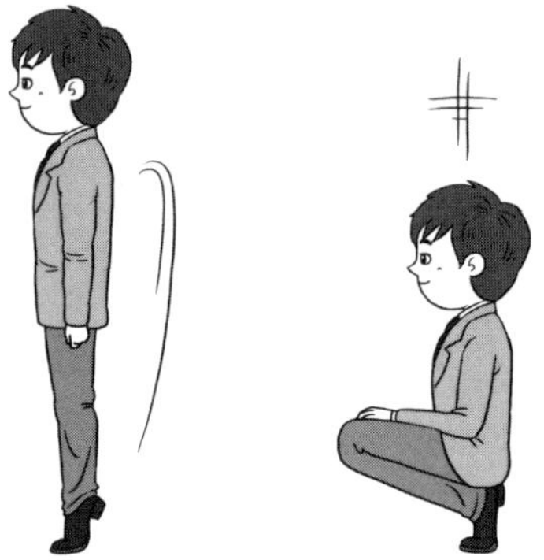

| 일하면서 |

오전 내내 바쁘게 일하다 보면 화장실 갈 틈도 없이 의자에 내내 붙어 앉아 있게 된다. 쌓이는 피로도 피로지만 한곳에 고정돼 있던 몸도 딱딱하게 굳어 있다. 이때에는 잠시 일을 멈추고 발목 돌리기 운동을 해 주면 좋다.

다리 한쪽을 무릎에 얹고 한 손은 발목을 잡고 또 다른 손은 발가락 쪽을 잡아 천천히 발목을 돌려 준다. 처음에는 새끼발가락 쪽으로 10번 돌려 주고, 그 다음에는 엄지발가락 쪽으로 또 10번 돌려 준다.

이 발목 운동을 되풀이하면 발목으로 이어져 있는 6개의 경락, 곧 위경, 신경, 방광경, 간경, 비경, 담경이 한꺼번에 자극되어 몸이 시원해지고 피로가 풀린다. 기분이 울적하거나 처져 있을 때도 이 운동을 해 주면 산뜻한 기분이 된다. 다른 때보다 유난히 피곤하다 싶을 때는 손으로 발목을 꽉 잡고 강하게 돌려 주면 더 큰 효과를 볼 수 있다.

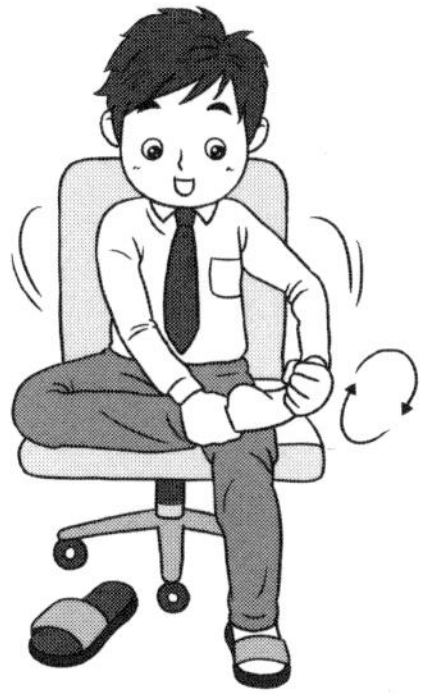

| 점심시간에 |

바쁜 오전이 지나면 기다리던 점심시간이 온다. 동료들과 함께 수다를 떨면서 맛있는 것을 잔뜩 먹고 나면 솔솔 졸음이 오는데 이때에 하면 좋은 발 운동법이 있다.

먼저 밥을 먹으면서 이쑤시개를 몇 개 챙겨 온다. 나무 이쑤시개 5~6개를 고무줄로 묶어서 그걸로 엄지발가락 끝과 넷째발가락을 힘을 주어 꾹꾹 누른다. 엄지발가락 끝에는 뇌 활동을 돕는 은백혈이 있고, 넷째발가락은 소화기와 이어져 있다. 은백혈을 자극해서 졸음에 지친 뇌를 산뜻하게 깨우고, 넷째발가락을 자극해서 소화를 돕는 것이다. 따라서 두 곳을 이쑤시개로 자극하면 졸음도 깨고 소화도 잘 돼 오후 일을 산뜻하게 시작할 수 있다.

또 밥을 먹고 나서 잠시 시간이 난다면 옥상을 걷는 것도 좋은 건강법의 하나이다. 이때는 신발을 벗고 맨발로 걸어야 몸에 좋다. 비록 맨땅이나 모래사장은 아니더라도 정오의 햇살로 뜨겁게 달구어진 옥상 바닥은 걷는 것만으로도 충분히 생기를 전해 준다. 특히 발바닥에는 용천혈이 있어 바닥에 있는 기운을 그대로 흡수해서 좋다. 하지만 너무 더운 여름날에는 무리하지 말고 모자도 잘 쓰고 얇은 양말을 신고 걷는 것이 좋다.

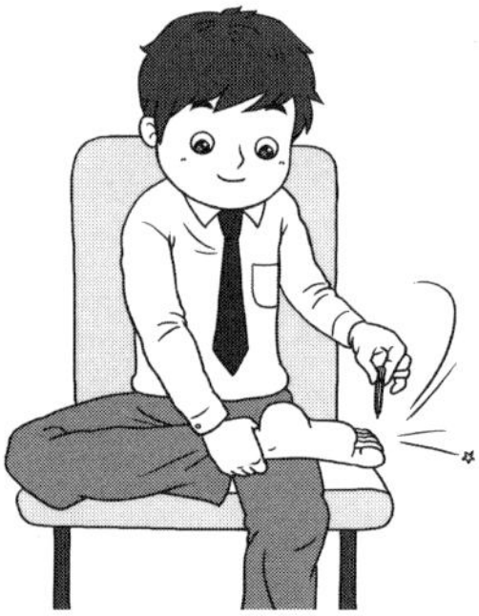

| 퇴근하기 전에 |

하루 일이 다 끝나고 퇴근하는 시간은 언제나 달콤하다. 이때 집에 가는 것이 너무 좋다고 바로 총알같이 회사를 나서지 말고 잠시 발 운동을 해 주면 퇴근하는 만원버스에서도 기운이 날 것이다.

먼저 신발과 양말을 벗고 편안하게 맨발을 드러낸다. 그리고 한쪽 발로 다른 발을 꾹꾹 밟아 준다. 처음에는 오른발 뒤꿈치로 왼발 발가락을 엄지발가락부터 차례로 3번씩 밟아 준다. 다음에는 발을 바꾸어 똑같이 밟아 준다. 양발이 모두 끝나면 이번에는 왼발 발꿈치로 오른발 발가락을 밟아 주는 일을 먼저 시작해 다시 발을 바꿔 하면 된다. 발가락에는 몸에 좋은 지압점들이 많아서 이를 자극하면 피가 잘 돌고 머리가 맑아지면서 온몸의 기능이 좋아진다. 퇴근하기 전에 짬을 내어 발을 밟아 보자. 잠깐의 여유가 오랜 건강을 가져다 줄 것이다.

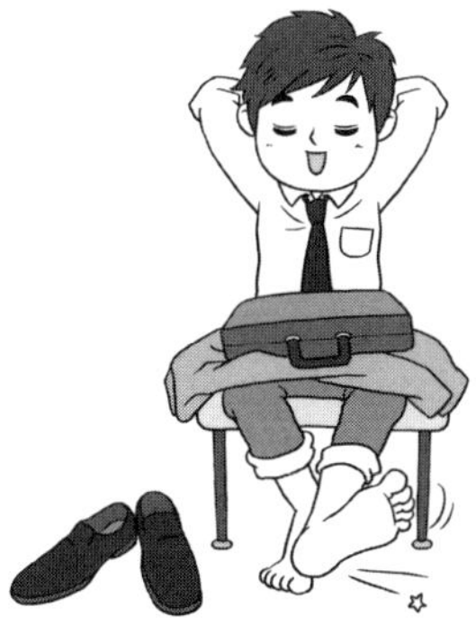

| 잔업을 할 때 |

일이 많아서 퇴근을 못하고 일해야 하는 때가 있다. 이때에는 기운을 내는 발 체조를 해 주면 좋다.

먼저 책상이나 의자를 손으로 잡는다. 그 다음에 허리를 똑바로 편 채로 그대로 무릎을 구부려서 앉는다. 이때 발은 까치발을 해야 효과가 좋다. 그 다음에는 왼발, 오른발을 교대로 쭉 펴 준다. 폈다 구부렸다 폈다 구부렸다 하면서 한 손은 의자를 잡고 한 손을 무릎을 잡고 가볍게 눌러 준다. 이렇게 하면 무릎 근육도 자극하고 발뒤꿈치도 자극이 되어 피로가 많이 풀린다. 2~3번쯤 되풀이한 다음에는 다시 허리를 쭉 펴고 까치발 상태에서 원래대로 일어선다.

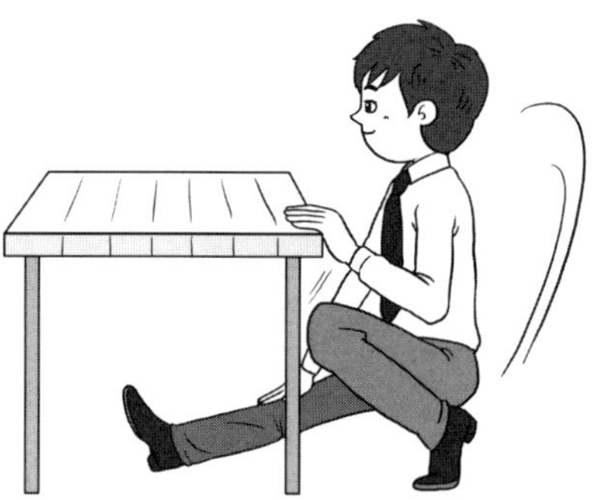

| 술을 마시거나 회식이 있을 때 |

절대 피할 수 없는 회식이나 술자리가 있을 때는 앞서 점심시간에 썼던 이쑤시개를 써서 숙취를 막아 보자. 이쑤시개 10개쯤을 고무줄로 묶어 양발 엄지발가락과 둘째발가락, 새끼발가락의 끝부분을 세게 찔러 주면 된다. 엄지발가락은 간과 췌장, 둘째발가락은 위, 새끼발가락은 방광과 콩팥에 이어져 있어 이들을 자극하면 소화가 좋아지고 숙취도 미리 막을 수 있다. 모두 2~3번 찔러 주면 되고, 생각날 때마다 되풀이해서 찔러 주면 효과가 더 좋다.

신발을 벗는 자리가 아니라 의자에 앉아 먹는 자리라면 발가락을 찌를 수가 없으니 이때에는 무릎을 찔러 주는 것이 좋다. 이쑤시개 묶음으로 무릎 바깥쪽 정강이뼈 둘레를 꾹꾹 찔러 주면 된다. 정강이뼈 둘레에는 위를 튼튼하게 하는 족삼리혈과 담경에 이어져 있는 양릉천혈, 조금 아래로 간 운동에 도움을 주는 중도혈 같은 혈자리가 모여 있어서 이쑤시개 묶음으로 이 둘레를 자극하면 소화도 돕고 숙취도 막아 준다.

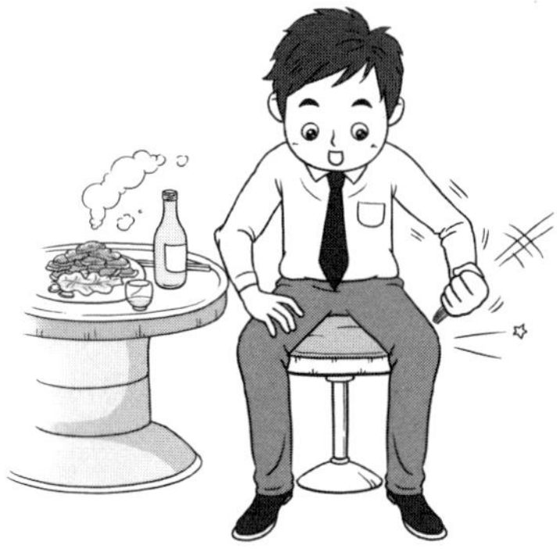

| 집에 돌아와서 |

드디어 집에 돌아왔다! 이제는 편안한 마음으로 하루 내내 딱딱한 신발과 양말에 갇혀 있던 발에서 거추장스러운 것들을 벗겨 시원하게 풀어 주자. 그리고 발가락을 손으로 누르면서 벌려 준 뒤에 손가락으로 발가락을 싹싹 문질러 준다. 발가락에는 여러 가지 경락과 핏줄이 이어져 있어서 문지르는 것만으로도 피가 잘 돌고 무좀도 예방할 수 있다.

또 찬물과 더운물에 번갈아 발을 담그면 피로가 잘 풀린다. 먼저 따뜻한 물에 1~2분쯤 발을 담그고 있다가, 그 다음에는 찬물에 발을 담그고 또 1~2분쯤 있는다. 이렇게 2~3번 되풀이하면 하루의 피로가 말끔히 가시는 것을 느낄 수 있을 것이다.

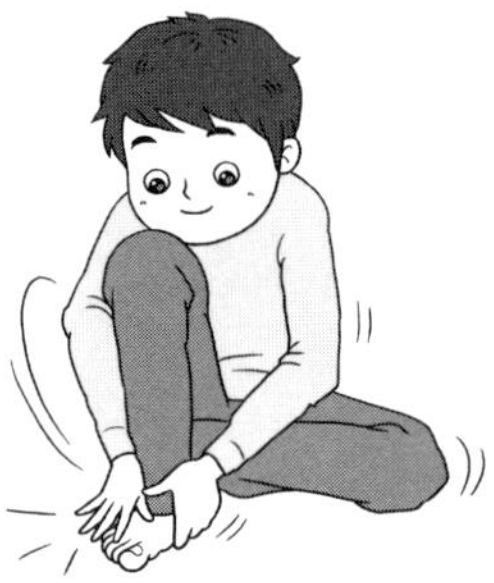

| 목욕할 때 |

하루의 피곤과 더러움을 뜨거운 물을 받아 푹 담그고 털어 내는 목욕. 이때도 잊지 말고 좀 딱딱한 솔이나 수세미 같은 것으로 발바닥을 쓸어 주면 건강에 좋다.

오랫동안 뜨거운 탕 속에 있다가 나오면 갑자기 어찔해지는 경우가 있는데 그때에도 얼른 솔로 발을 문질러 주면 좀 가라앉는다. 발바닥을 자극하면 뇌로 몰렸던 피가 온몸에 골고루 퍼지기 때문에 어지러움이 쉽게 가라앉는 것이다. 또 발바닥에 있는 용천혈도 자극을 받아 뜨거운 열기를 가라앉혀 준다.

목욕하고 나왔을 때도 바로 자리에 앉지 말고 욕실 앞에 있는 까끌까끌한 수건이나 깔개에 잠시 발을 비벼 주자. 목욕을 하고 나면 발바닥 피부가 아주 부드러워지는데 이때에 까끌까끌한 것에 비비면 낡은 세포가 떨어져 나가고 새 피부가 돋아나서 발이 늘 보들보들해진다.

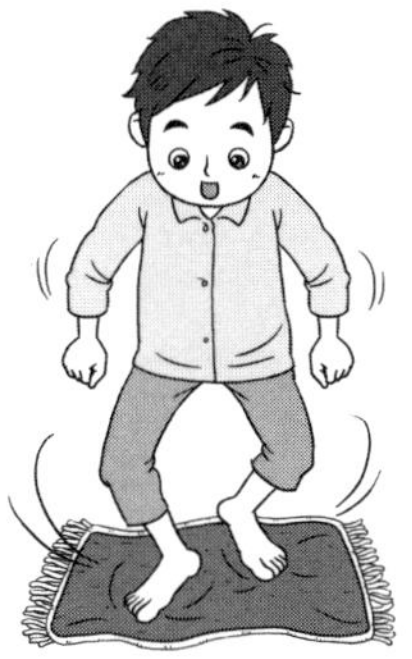

| 음악을 듣거나 쉬면서 |

뽀얗게 목욕을 하고 저녁도 맛있게 먹고 나면 음악을 듣거나, 텔레비전을 보거나, 책을 읽거나 하면서 잠시 휴식을 취한다. 이때 병이나 브러시로 발바닥을 두드리거나, 골프공 같은 것을 발바닥 아래에 두고 가볍게 굴리거나 하는 운동을 하면 좋다.

조깅이나 속보처럼 일부러 찾아서 해야 하는 힘든 운동이 아니라 그냥 쉬면서 하는 가벼운 몸 풀기 운동 정도로 생각하면 되겠다. 이렇게 병이나 브러시, 공 같은 것으로 발바닥을 자극하면 피로가 풀리고 피도 잘 돌며 온몸이 튼튼해진다. 기분 좋게 쉬면서 편하게 공을 굴리고, 콩콩콩 병으로 발도 때려 보자. 당장 내일 아침 일어나는 것이 다를 것이다.

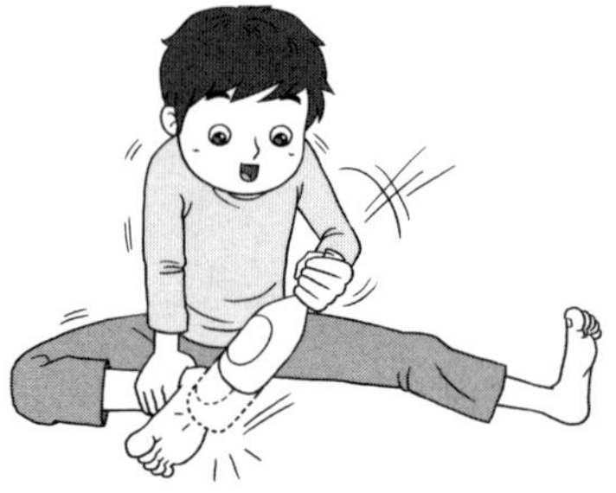

| 자기 전에 |

고된 하루 일을 끝내고 이제 잠자리에 들 시간이다. 잠은 지친 몸을 쉬게 하고 내일 하루 또 일할 힘을 주기도 한다. 하지만 너무 피곤하거나 긴장하거나 하면 잠이 잘 오지 않는다.

이럴 때에는 발을 높이 들고 흔들어 주면 좋다. 이불이나 침대에 편하게 누워서 발을 올려 흔드는데 팔도 함께 흔들면 더 좋다. 이렇게 손발을 거꾸로 들고 흔들면 하루 종일 피를 돌리느라 지친 심장의 부담이 줄어든다. 또 발끝에 몰려 있던 피도 폐로 돌아

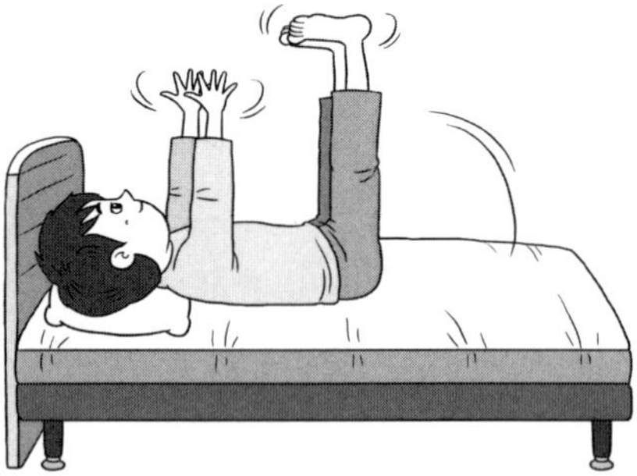

가 온몸 곳곳에 산소를 충분히 전해 준다. 그래서 피로가 쉽게 풀리고 잠도 잘 오는 것이다. 매일 밤 4~5분쯤 흔들어 주는 것만으로도 부은 다리가 가라앉고 충분한 수면을 취할 수 있을 것이다.

그렇게 오늘 하루 고생한 당신, 좋은 꿈꾸고 편하게 잘 자기를.

족욕, 하루 20분이면 몸이 가뿐해진다!

이제껏 일하거나 쉬면서 틈틈이 할 수 있는 건강법들을 살펴보았다. 이제 마지막으로 발 건강법에서 빼놓을 수 없는 족욕을 살펴보자.

족욕은 따뜻한 물에 발을 담그고 피로를 푸는 방법이다. 발은 심장에서 가장 먼 부위이기 때문에 피가 가장 잘 안 도는 곳이기도 하다. 따라서 족욕으로 발을 따뜻하게 하면 몸이 따뜻해지고 피가 잘 돌면서 피로가 풀린다. 몸이 차갑고 냉증을 앓는 사람에게는 특히 좋은 발 건강법의 하나인 것이다. 건강한 사람도 정기적으로 족욕을 해 주면 면역력이 강해지고 몸도 더 튼튼해지니 여러모로 자세히 알아보자.

준비할 것

발을 담글 대야나 양동이, 수건, 온도계

족욕을 어렵게 생각하는 경우가 있는데 그냥 대야에 뜨거운 물 받아 놓고 20분쯤 발을 담그고 쉰다고 생각하면 된다. 비싼 전동 족욕기나 거품이 생기는 족욕기도 기능은 어차피 마찬가지이다.

따뜻한 물로 발을 이완시켜 피로를 푸는 것이 주된 기능인 것이다. 따라서 비싼 족욕기가 있어야 족욕을 할 수 있다고 지레 짐작하지 말고 집에 있는 대야나 양동이를 재활용해 보도록 하자.

다만 어느 정도 깊이가 되는 용기여야 한다. 족욕할 때의 물 깊이는 발을 담갔을 때 발 복사뼈 위로 손가락 4개 높이까지 잠기는 정도가 좋다. 물이 찰랑거리는 바로 그 지점이 간과 콩팥, 췌장 경혈과 이어진 삼음교라는 혈자리인데 거기가 잠겨야 몸 안 구석구석까지 따뜻함이 전해지는 것이다. 따라서 얕은 깊이의 대야보다는 좀 깊이가 있는 대야나 양동이가 좋다.

만약 없으면 재활용 쓰레기장에 수시로 나오는 스티로폼 상자도 좋다. 크기나 깊이도 적당할 뿐 아니라 스티로폼의 성질상 한번 물을 머금으면 내내 따뜻함을 유지하기 때문에 따로 뜨거운 물을 보충할 필요가 없어 좋은 족욕기 구실을 한다.

온도계도 없다면 굳이 따로 준비하지 않아도 된다. 아기 목욕시킬 때 온도를 맞추듯이 물 온도를 맞추면 된다. 곧 팔꿈치를 물에 넣어 따끈하다 싶은 온도면 대략 40도 전후로 족욕하기에 좋은 온도인 것이다.

수건은 족욕을 끝내고 나서 바로 발을 꼼꼼하게 닦고 말리는데 필요하다. 수건이 없는 집은 아마도 없을 터이니 뜨거운 물만 있으면 이제 준비 끝. 따끈한 족욕을 시작해 보자.

하는 방법

족욕을 하기 전에 먼저 발을 깨끗이 씻고 물을 한 컵 마셔 둔다.

그래야 몸의 나쁜 것이 잘 빠져서 효과가 좋다. 준비한 용기에 뜨거운 물을 붓고 발을 복사뼈 위까지 충분히 담근 뒤 편하게 앉아 20분쯤 쉰다. 이때 그냥 앉아 있기가 무료하면 책을 읽거나 텔레비전을 보거나 컴퓨터를 해도 크게 상관이 없다. 다만 물 온도가 좀 낮아졌다 싶으면 때때로 뜨거운 물을 보충해 주는 것이 좋다.

20분쯤 지나면 온몸이 따뜻해지면서 이마나 등, 겨드랑이에 살짝 땀이 배는데 이때가 바로 그만둘 적기이다. 사람마다 몸이 따뜻해지는 시간에 조금씩 차이가 있으니 자기 몸 상태를 살펴서 멈추면 되겠다.

다만 물 온도를 어떻게 잡느냐에 따라 시간은 조금 조절해야 한다. 곧 물이 미지근한 정도의 38~40도 정도의 미온욕은 20~25분, 40~42도의 온욕은 20분, 43~45도의 고온욕은 10~15분쯤이 적당하다. 건강한 보통 사람은 미온욕이 알맞다. 피가 잘 안 돌고 몸이 차고 냉증이 있는 사람은 온욕이나 고온욕을 하면 된다. 역시 자기 몸 상태에 따르면 되겠다.

족욕이 다 끝나면 깨끗한 수건으로 발을 닦고 발가락 사이사이도 잘 말린 다음에 부드러운 크림 같은 것을 발라서 마무리한다. 몸에 땀이 좀 많이 났다 싶은 사람은 미지근한 물에 살짝 샤워를 해도 괜찮다.

천연 첨가재

따뜻한 물에 족욕만 해도 몸은 충분히 건강해진다. 하지만 이왕 하는 김에 쑥이나 꿀, 식초, 소금 같은 천연 재료들을 물에 넣어 주면 미용에도 좋고 알레르기를 가라앉히는 것 같은 다른 효과도 볼 수 있다. 천연 재료는 대개 면으로 만든 주머니 같은 것에 넣어 5분쯤 우려 낸 다음에 쓰면 된다.

천연 재료라도 알레르기가 심한 사람은 손목 안쪽에 먼저 재료를 살짝 발라 몸에 맞는지 확인한 다음에 쓰는 것이 좋다. 자기 몸에 맞는 천연 재료가 과연 어떤 것인지 한번 살펴보자.

- 소금 – 소금은 소독 효과가 뛰어나 두드러기나 여드름에 좋고, 다리가 붓는 것을 가라앉힌다. 굵은 소금(천일염)을 1~2숟가락쯤 족욕할 물에 넣으면 된다.
- 마늘 – 마늘에는 유황 성분이 있어서 갈아서 넣으면 온천에 온 듯한 효과를 볼 수 있다. 또 마늘 특유의 독특한 냄새를 내는 알리신 성분이 나쁜 균을 없애 준다. 가벼운 피부병이나 신경통, 감기 예방에 좋고 피로를 회복하는 데에도 좋다.
- 쑥 – 여자들에게 아주 좋은 족욕 재료이다. 냉증이나 월경통, 월경불순(생리불순) 같은 것에 좋으며, 피가 잘 안 돌아서 손발이 저리고 몸이 찬 사람에게도 좋다.
- 수박 – 여름에 다 먹은 수박을 버리지 말고 하얀 속껍질 부분을 모아 두면 아주 좋은 족욕 재료가 된다. 흰 속껍질 부분이 보습과 진정 작용을 해서 살갗도 매끄러워지고 다리 붓는 것에도 효과가 크다. 속껍질을 곱게 채로 썰어서 뜨거운 물에 우려내 쓰면 된다.
- 꿀 – 꿀은 당분과 비타민이 풍부한 데다 보습 효과가 뛰어나

서 메마른 피부에 윤기와 부드러움을 더해 준다. 따뜻한 물에 꿀을 2티스푼 정도 넣고 섞은 뒤 발을 담그면 된다.

- 당근 — 당근에 든 베타카로틴은 몸의 저항력을 높여 주고, 늘어지고 마른 피부에도 탄력을 준다. 당근을 잘게 썰어서 물에 우려내 쓰면 된다.
- 솔잎 — 솔잎은 향도 좋은 데다 피를 잘 돌게 하고 몸과 마음을 안정시킨다. 신경통, 근육통, 류머티즘, 냉증, 월경통, 어혈 같은 것에도 좋다. 되도록 산에 있는 오염되지 않은 솔잎을 구해 쓴다.
- 사과 — 사과를 잘게 다지거나 갈아서 면 주머니에 담아 쓰는데, 신맛이 강한 홍옥이 효과가 좋다. 당분이나 비타민, 사과산 같은 것이 풍부해 피부를 맑고 투명하게 해 주며, 신진대사를 활발하게 해 피로를 풀어 준다.
- 오이 — 오이는 얼굴 피부에도 좋지만 족욕에도 아주 좋은 재료이다. 오이를 갈아서 따뜻한 물에 담가 두면 상큼한 오이향과 성분이 잘 빠져 나온다. 미백과 보습, 피부를 진정시키는 효과가 있어 살갗을 깨끗하고 촉촉하게 만들어 준다.
- 귤 — 귤은 피를 잘 돌게 해 신경통과 류머티즘에 효과가 좋다. 또 노폐물을 빼 주고 신진대사를 활발하게 해서 피부 미용에도 아주 좋은 재료이다. 다만 귤껍질을 쓸 때는 꼭 소금물로 씻어서 농약이나 기름기를 없앤 다음에 쓴다. 말린 껍질을 따뜻한 물에 담가 우려내어 써도 좋고, 생 껍질을 잘게 썰어 우려내도 괜찮다.

- 숯 — 숯은 강한 흡착력을 갖고 있어 몸의 노폐물을 시원하게 빼 준다. 그래서 피로가 잘 풀리고 피부도 매끄러워진다. 또 미네랄이 많이 들어 있어서 숯을 넣으면 온천욕 효과를 톡톡히 볼 수 있다.
- 겨자 — 몸을 따뜻하게 하는 겨자는 몸이 차갑거나 냉증이 있는 사람에게 좋다. 피를 잘 돌게 하고 통증을 가라앉히기 때문에 류머티즘에도 좋고, 감기 몸살을 예방하는 데에도 좋다.
- 녹차 — 다 먹은 녹차 티백이나 가루를 모아 두었다가 쓰면 좋다. 피부를 맑게 하고 노폐물을 빼 주며, 무좀이나 피부병이 있는 사람에게도 좋다.

족욕은 하루에 20분쯤 날마다 꾸준히 하는 것이 효과가 좋다. 처음 시작할 때부터 날마다 하려면 힘이 드니 처음에는 일주일을 단위로 사나흘에 한 번, 이틀에 한 번, 하루에 한 번 하는 식으로 조금씩 늘려 가는 것이 좋다.

또 운동을 한 뒤나 밥이나 술을 먹고 나서는 바로 족욕을 하지 않는 것이 좋다. 적어도 한 시간이 지난 뒤에 해야 한다. 족욕이 끝난 뒤 쉬지 않고 바로 일을 하거나 움직여야 한다면 다만 1~2분이라도 찬물(15~18도쯤)에 냉욕을 해 주어야 근육이 적당히 수축되어 몸에 무리가 오지 않는다.

지금까지 발을 잘 씻는 방법부터 잘 주무르는 법, 틈틈이 할 수 있는 건강법들, 하루 20분이면 되는 족욕법까지 발을 건강하게 하는 여러 가지 방법들을 알아보았다. 이 모든 방법들을 욕심을 내어 다 하겠다 덤비지 말고 하나씩 천천히 자기 몸에 맞게 실천해 나가 보자. 한두 번 열을 내어 하다가 귀찮다고 멈춰 버리면 앞서 한 것까지 포함해 전혀 효과를 볼 수 없다. 꾸준하게 천천히 자신이 할 수 있는 만큼 잊지 않고 하면 된다. 그래서 어느새 만원버스 안에서 자연스럽게 발꿈치를 올렸다 내렸다 하는 자신을 발견하게 된다면 그만큼 당신의 몸은 아주 튼튼해졌을 것이다.

발이 예뻐야 몸이 건강하다. 그리고 예쁜 발은 앞서 말했듯 들어갈 곳은 들어가고, 나올 곳은 나온 기본 모습을 갖춘 가장 평범한 발이다.

평범하지만 예쁜 발, 그리고 건강한 발.

이제 당신의 발을 예쁘게 가꿔 당신의 건강도 멋지게 지켜보자. 늘 그렇듯 건강은, 오로지 자기 스스로 해야 할 몫인 것이다.

4장

발 주물러 병 고치기

04 | 발 주물러 병 고치기

발을 주무르는 것은 부작용이 없이 누구에게나 좋은 건강법이다. 몸이 아픈 사람은 발 주무르기를 통해 아픈 병을 고칠 수 있고, 몸이 튼튼한 사람은 또 발 주무르기로 몸을 더 튼튼히 할 수 있다. 앞 장에서 발을 주물러 병을 고치는 이치, 발을 살펴 자기 건강을 알아보는 법, 일상생활에서 틈틈이 할 수 있는 여러 가지 발 건강법 들을 두루 다룬 것도 다 그 때문이다.

이번 4장에서는 좀 더 구체적으로 들어가서 사람들이 흔히 겪는 130여 가지 병증과 그에 따른 발 치료법을 모아 보았다. 찾아보기 쉽게 병증을 사람의 몸 구조에 따라 '머리와 목', '몸통1(오장육부)', '몸통2(뼈, 근육, 관절, 혈관, 신경)', '팔다리와 살갗'으로 나누어 정리했으며, 거기에 요즈음 젊은 사람들이 특히 관심을 갖는 미용이나 다이어트를 다룬 '얼굴과 온몸'을 넣어 전체를 풍부하게 구성하였다. 이 책이 아픈 이에게나 튼튼한 이에게나 다 건강의 좋은 안내자가 되어 모두 건강하고 활기찬 생활을 누렸으면 좋겠다.

구체적인 병증과 치료법에 들어가기에 앞서 미리 알아 두어야 할 몇 가지 것들을 살펴보자. 예를 들어 발을 주무를 때는 왼발을 먼저 주무르는 것이 좋으며, 주무르는 방향도 발끝에서 심장 쪽으로 하는 것이 좋다는 지침 같은 것들 말이다. 그래야 발 주무르는 효과를 더욱 크게 볼 수 있기 때문이다.

다음에 발을 주무르는 순서와 주의할 점, 발을 주무르는 여러 가지 방법들, 발 주무르기를 했을 때 생길 수 있는 현상들을 차례차례 정리해 보았다.

주무르기 전에

발을 주무르기 전에는 먼저 편안한 차림을 하고 몸과 마음을 편하게 풀어 놓는다. 이때 발을 깨끗이 씻고 말린 다음에 가볍게 주물러서 따뜻하게 해 두면 치료 효과가 더 좋다. 주무르는 시간은 밥을 먹고 나서 한 시간쯤 지난 뒤가 좋고, 특히 몸과 마음이 다 느슨해지는 저녁때가 좋다. 발 주무르기가 끝나고 잠자리에 들면 깊고 편한 잠을 잘 수 있다.

주무르는 순서와 주의할 점은 다음과 같다.

왼발에서 오른발로

발을 주무를 때는 먼저 왼발을 주무르고 오른발을 나중에 주무른다. 심장의 반응구역이 왼발에 있기 때문에 왼발에서 시작해서 오른발로 끝내야 심장이 안정되면서 마무리가 잘 된다.

그리고 발을 주무를 때도 발바닥에서 시작해 발 안쪽, 발 바깥쪽, 발등 순서로 주무른다. 그래야 발 주무르는 효과가 크다. 이때 발목에서 대충 주무르기를 끝내지 말고 발목을 지나 무릎 위까지 쭉 다 주물러 주면 효과가 더 크다.

발바닥에서 심장으로

주무르는 방향은 밑에서 위로 해야 한다. 곧 발바닥에서 심장 쪽으로 주물러야 몸 안의 피가 심장까지 잘 돌아가 좋다. 기껏 피가 심장까지 잘 돌게 주물러 놓고는 마지막에 거꾸로 발끝 쪽으로 주물러서 피를 다시 아래로 끌어내리면 안 된다. 그러면 도리어 발이 붓고 몸에 해가 되니 꼭 발바닥에서 심장 쪽으로 올라가며 주무른다.

처음에는 가볍게 나중에는 힘 있게

처음에는 가볍게 주무르다가 점차 힘을 주어 주무른다. 이때 힘을 주는 정도는 몸을 튼튼히 하려는 사람은 적당히 가볍게 해도 되지만, 병을 치료하려는 사람이라면 시큰하고 아픈 느낌이 있을 때까지 힘껏 주물러야 한다. 사람마다 아픔의 강도가 다 다르므로 자기 몸에 잘 맞춰서 주무른다.

부위에 따라 힘을 주는 정도도 다르다. 발꿈치처럼 살갗이 두꺼운 곳은 힘을 세게 주고 발등이나 발끝처럼 부드러운 곳은 힘을 적게 준다. 특히 발등처럼 피부가 얇고 부드러운 곳을 주무를 때는 크림 같은 것을 바르고 하는 것이 좋다. 또 뼈가 있는 곳을 주무를 때는 힘을 적당히 써서 뼈가 상하거나 다치는 일이 없도록 한다.

하루에 30분

주무르는 시간은 보통 30분 정도가 적당하다. 대개 반응구역을 5~10번 주무르는데 이러면 몸이 튼튼해진다. 치료를 위한 것이라면 반응구역에서 특히 아픈 곳을 찾아 10번이고, 30번이고, 심지어는 100번이 넘게도 주물러야 한다. 아픈 곳을 계속 주무르다가 아픔이 조금 덜해진다 싶으면 멈추면 된다.

하지만 발에 상처가 있거나 몸이 아주 허약한 사람은 무리가 갈 수 있으므로 20분을 넘기지 않도록 조심한다.

또 큰 수술을 받고 100일이 지나지 않은 사람, 급성 심근경색이나 급한 질병으로 수술을 앞둔 사람, 뼈가 부러진 사람, 열이 높거나 정신이 어지럽고 흐릿한 사람, 전염병이 있는 사람 들은 발 주무르기를 하지 않는 것이 좋다. 출혈이 있거나 월경을 하는 여자도 삼가야 한다. 자칫 월경 양이 많아지거나 피가 더 날 수 있기 때문이다.

기본 반응구역은 반드시

건강을 위해서든 치료를 위해서든 발을 주무를 때는 꼭 기본 반응구역을 먼저 주물러야 한다. 기본 반응구역이란 부신 구역을 비롯해 콩팥, 수뇨관, 방광, 복강신경총, 지라 반응구역까지 모두 여섯 구역을 이르는데, 이 구역들은 비뇨기와 이어져 있어서 이곳을 먼저 자극해야 몸 안에 있는 독소와 노폐물이 잘 빠져서 주무르는 효과가 커진다. 부록에 기본 반응구역 그림을 표시해서 올려 두었으니(288쪽 참조) 한번 꼭 살펴본다.

말하자면 기본 반응구역을 다 주무른 다음에야 비로소 증상이나 병증에 따른 구역을 주물러야 한다는 것이다. 위가 아프다 싶으면 기본 구역을 주무른 다음에 위 반응구역을 주무르면 되고, 변비가 있다 싶으면 기본 반응구역 뒤에 변비를 낫게 하는 구역들을 주무르면 된다. 다 끝난 다음에는 다시 기본 반응구역을 주무르는 것으로 마무리한다. 곧 모든 주무르기는 기본 반응구역으로 시작해서 기본 반응구역으로 끝내야 하는 것이다. 그래야 주무르는 효과를 최대로 끌어올릴 수 있다.

끝나고 물을 마셔라!

주무르기가 끝난 다음에는 30분 안에 녹차나 따뜻한 물을 400~500밀리리터 정도 마신다. 그러면 발을 주무를 때에 몸 곳곳에서 빠져나온 노폐물이 오줌과 함께 밖으로 나오기 때문에 피가 맑아진다. 이때 오줌이 다른 때보다 냄새가 나고 빛깔이 탁해도 걱정할 필요 없다. 그만큼 나쁜 노폐물이 빠져나온 것이기 때문에 몸에는 오히려 좋다.

이래도 놀라지 마라!

발을 주무르다 보면 평소와 다른 여러 가지 증상이 나타날 때가 있다. 평소보다 잠이 늘거나, 땀이 많아지고, 눈이나 코 같은 기관의 분비물이 늘어나면서, 목이 말라 물을 많이 마시거나, 똥과 오줌 양도 늘어난다. 몸이 전보다 더 안 좋아지거나 아프기도 하는데, 이것은 몸에서 나쁜 독소와 노폐물을 내보내는 이른바 '해독' 작용이 일어나는 것으로 시간이 지나면 차차 증상이 없어지니 걱정하지 않아도 된다. 오히려 꾸준히 주무르다 보면 나쁜 것이 빠져나가 몸이 튼튼해진다.

병에 따라 좀 남다른 반응이 나타나기도 한다. 콩팥에 깊은 병이 있는 사람은 오줌이 검은색이나 붉은색을 띠고는 하는데 계속 주무르다 보면 정상으로 돌아오니 걱정할 것 없다. 잔등이 아픈 사람도 주무르면 잔등이 더 아파지는데 이는 발 주무르기로 피 흐름이 빨라지고 경락이 잘 통해서 일어나는 현상이니 걱정하지 않아도 된다. 정맥이 구불구불 튀어나오거나 림프샘에 병이 있는 사람은 정맥이 더 뚜렷이 굵어지거나 발가락이 많이 붓기도 한다. 이 또한 발 주무르기로 피가 잘 돌면서 어혈이 풀리고 새것이 묵은 것을 밀어내는 현상이니 계속 안마를 하다 보면 부은 것도 가라앉고 아픔도 사라진다.

드물기는 하지만 아주 간혹 증상이 계속 안 좋은 경우도 있는데, 이는 다른 물리적인 상처 때문이거나 특별한 체질 때문일 수 있으므로 이때에는 잠시 멈추고 쉬는 것도 괜찮다.

주무를 때는 이렇게

주무르는 순서와 주의할 점을 알아보았으니 이제는 효과 있게 잘 주무르는 방법을 알아보자. 치료를 하려고 발을 주무를 때는 무엇보다 힘의 조절을 잘해야 한다. 곧 힘이 고르고 부드럽게 가면서도 자극이 피하 조직에 미칠 만큼 힘껏 누르고, 두드리고, 주무르고, 문지르고, 당겨야 효과가 좋은 것이다. 강약이 고르지 않거나 힘이 들쭉날쭉 하면 효과가 덜하다. 다음에 몇 가지 주무르는 방법과 효과를 정리해 보았다.

주무르기

주무르기는 발을 주무를 때 가장 기본적인 동작이다. 손 전체를 써서 발바닥이나 종아리를 부드럽게 쥐었다 풀었다, 쥐었다 풀었다를 되풀이한다. 엄지손가락으로 주무를 때는 나머지 네 손가락으로 발을 받치고 반응구역을 엄지손가락 첫째 마디로 빙빙 돌리면서 왼쪽이나 오른쪽으로 주무른다. 발을 잘 주물러 주면 온몸의 피가 잘 돌면서 피로가 풀린다.

누르기

발을 주무를 때 가장 흔하게 쓰는 방법이다. 엄지손가락 첫째 관절을 굽혔다 폈다 하면서 반응구역을 누르면 된다. 발바닥을 누를 때는 나머지 네 손가락으로 발등을 받치고, 발등을 누를 때는 네 손가락으로 발바닥을 받쳐야 힘이 골고루 잘 간다. 약하거나 안 좋은 구역이 있다면 그 구역을 얼마간 지긋하게 눌러 주는 것도 좋다. 하지만 너무 자주 쓰면 엄지손가락이 긴장을 해서 염증이 생길 수 있으니 다른 방법들과 번갈아 쓴다. 집게손가락을 구부려서 반응구역을 꾹꾹 눌러 주는 것도 한 방법이다.

문지르기

손바닥을 써서 발꿈치에서 발끝까지 골고루 오가며 문지르는 방법이다. 몸이 좀 안 좋거나 기운이 없을 때 발바닥이나 반응구역을 잘 문지르면 몸이 따뜻해지고 기운이 난다. 손바닥을 쓰지 않고 엄지손가락 끝에 힘을 주어 왼쪽, 오른쪽으로 미끄러지듯이 움직이며 문지르는 것도 좋다. 발을 문지르는 방법은 오장육부를 튼튼하게 해서 병을 총체적으로 고치는 데 좋다.

두드리기

오래 걷거나 피곤할 때 족궁을 주먹으로 탕탕 두드리면 시원해지면서 피로가 풀린다. 이때 손가락을 약간 구부려 다섯 손가락을 매화꽃처럼 모아 쥐고 손목 탄력으로 두드려야 효과도 좋고 힘도 덜 든다. 엄지손가락과 집게손가락, 가운뎃손가락을 모아서 톡톡톡 두드려 주는 것도 좋다. 발 반응구역을 이렇게 두드려 주면 이어진 기관들의 활동이 활발해지면서 뭉친 근육도 잘 풀린다.

잡아당기기

엄지손가락과 집게손가락으로 반응구역을 집거나 잡아당기는 방법이다. 넓은 부위를 당길 때는 가운뎃손가락이나 넷째손가락을 함께 써도 된다. 어떤 부위를 당기거나 늘리는 것은 그 부위를 쭉 펴 준다는 것을 뜻한다. 곧 아침에 일어났을 때 기지개를 켜면 등줄기에서 허리까지 시원하게 펴지듯이, 발을 쭉 잡아당기면 온몸이 쭉 펴지면서 시원해진다. 가슴이 두근거리거나 불안하고 초조할 때도 발가락을 쭉 당겨 주면 편안해진다.

돌리기

발목이나 발 전체를 돌려 주거나, 발가락을 하나하나 돌리는 방법이다. 한 손으로 발목을 잡고 다른 손으로 빙글빙글 돌려 준다. 목이나 어깨가 뻣뻣할 때 휘휘 돌려 주면 좀 부드러워지는데 발을 돌리는 것도 비슷한 효과를 낸다. 곧 몸이 부드럽게 풀리면서 오장육부의 피로함도 덜고 기분도 좋아지는 것이다. 특히 발가락을 자주 돌려 주면 관절과 힘줄, 인대가 강해진다.

쓸어 주기

손가락이나 손바닥으로 부드럽게 쓸어 올리거나 쓸어내리는 방법이다. 크게 힘을 주지 않아도 발바닥과 발등을 잘 쓸어 주면 피로가 풀리면서 몸이 가벼워진다. 발 자극으로 피가 잘 돌면서 신진대사가 좋아져 몸이 편안해지기 때문이다. 또 병증을 치료하기 전에 발을 이렇게 부드럽게 쓰다듬고 쓸어 주면 치료 효과가 더 좋아진다. 동작은 가볍고 부드럽게 하는 것이 좋으며, 몸이 춥거나 허할 때 해도 좋다.

지금까지 발을 주무르는 순서와 주의할 점, 주무르는 방법, 발을 주무를 때 나타나는 명현 현상 들을 알아보았다. 꼼꼼히 읽어 주의할 점을 알았다면 이제는 본격으로 직접 주물러서 병을 고치는 방법으로 들어가 보자.

병을 앓거나 아픈 사람에게 이 책이 독한 약물이나 수술의 도움 없이 제 손으로 제 몸을 고치는 따뜻한 약손 같은 구실을 잘 해내기를 바란다.

머리와 목

머리
눈
코
귀
입
목
기타

머리가 아플 때

두통은 살면서 아주 흔하게 겪는 병이다. 신경을 많이 쓰거나, 혈압이 높거나, 몸이 안 좋거나 하면 머리에 피가 쏠려 머리가 아프고 지끈거린다. 이때에는 피 흐름을 아래로 부드럽게 조절해 주어야 한다.

머리의 반응구역은 엄지발가락 끝에 있다. 따라서 엄지발가락을 아래에서 위로, 안쪽에서 바깥쪽으로 잘 밀면서 주무른다. 엄지발가락 바깥쪽 아래 오목한 곳은 특히 잘 눌러 준다. 또 엄지발가락을 비롯한 네 발가락 뿌리 쪽과 용천혈도 함께 주물러 준다. 오른쪽 머리가 아플 때에는 왼발을 주무르고 왼쪽 머리가 아플 때에는 오른발을 주무른다. 5분쯤 잘 주무르면 두통이 낫는다.

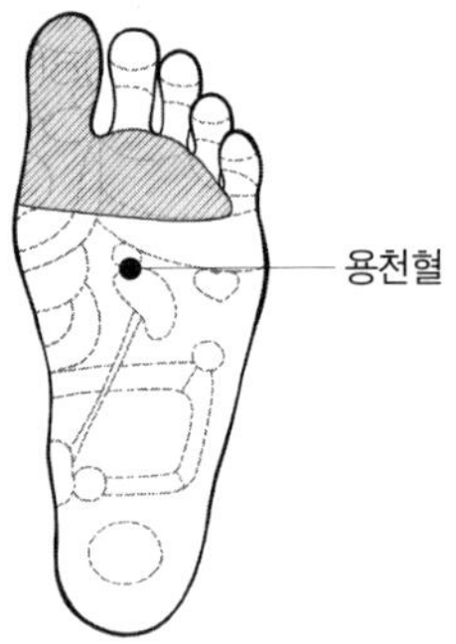

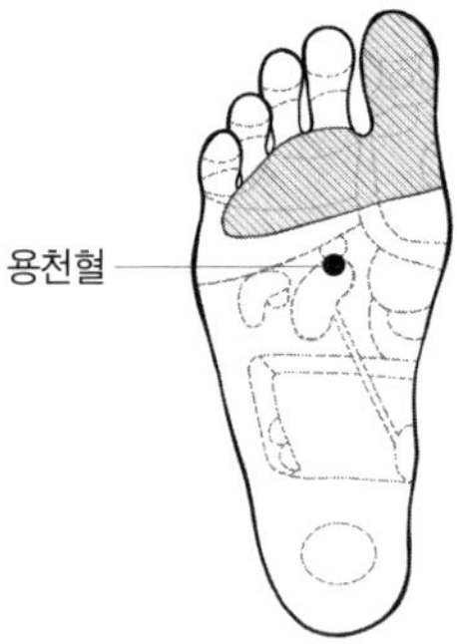

두통 가운데 아주 흔한 신경성 두통은 말 그대로 신경을 지나치게 많이 쓰거나 긴장해 있을 때 잘 생긴다. 이때에는 발등에 있는 해계혈을 자극하면 좋다. 해계혈은 발등 복사뼈 관절 가로금 가운데에 있다. 신경성 두통일 때 이곳을 자극하면 잘 낫는다.

또 눈썹머리(미릉골) 통증이 있을 때도 해계혈을 눌러 주면 좋다. 관자놀이와 눈썹 둘레에 있는 눈썹머리는 신경과 통하는 심포 경락과 삼초 경락이 지나는 곳이다. 그래서 신경을 많이 쓰면 두 경락이 지나는 눈썹머리가 아프다. 이때에 해계혈을 잘 눌러 주면 좋다. 특히 만성으로 눈썹머리가 아픈 사람은 매일 아침 두 발의 해계혈을 5분쯤 찍어 누르는 것을 20일쯤 하면 증세가 가라앉는다.

뒷머리가 아플 때에는 방광경을 자극해서 나쁜 기를 없애는 것이 좋다. 따라서 방광경과 이어지는 족통곡혈을 자극하면 된다. 족통곡혈은 새끼발가락 뿌리 바깥쪽 끝(오목한 곳)에 있다. 이곳을 자극하면 뒷머리 아픈 것이 잘 가라앉는다.

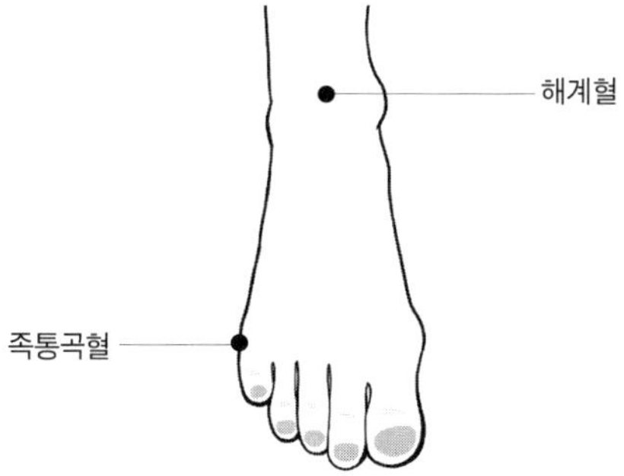

흰머리

나이가 들면서 머리가 하얗게 세는 것은 자연스러운 일이나 요즈음은 환경이 나빠지고 스트레스가 심해서인지 젊은 나이에도 벌써 머리가 세는 사람이 있다. 이런 사람은 대개 발바닥의 콩팥 반응구역이 딱딱하거나 멍울이 잡혀 있다. 그 딱딱한 곳을 잘 주물러서 풀어 주면 흰머리를 없애는 데 효과가 있다.

먼저 두 발을 3번씩 쓰다듬는다. 그리고 용천혈과 콩팥 반응구역을 엄지손가락으로 2~3분 동안 비비면서 눌러 준다. 왼발을 먼저 하고 오른발을 나중에 한다. 그 다음에는 엄지발가락을 똑같은 방법으로 2~3분 동안 비비면서 주무른다. 다시 발 전체를 주물러서 마무리한다.

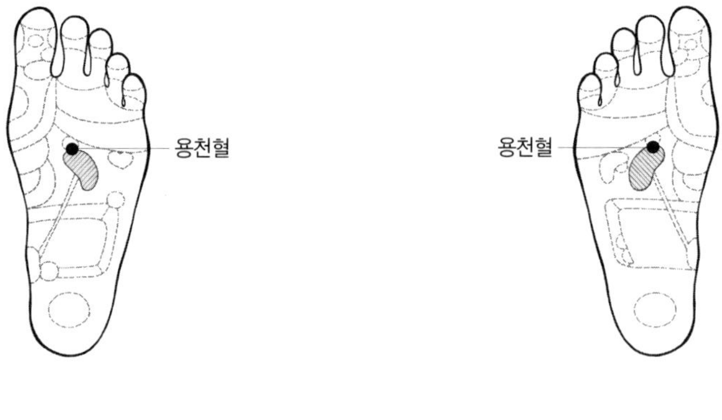

뇌졸중

뇌졸중, 곧 뇌중풍은 뇌에 문제가 생겨 갑자기 쓰러진 뒤에 온몸이나 몸의 반쪽이 마비되는 병이다. 흔히 고혈압과 동맥경화를 앓는 사람이 많이 걸린다.

뇌졸중에는 발바닥에 있는 용천혈을 자극하는 것이 좋다. 엄지손가락으로 용천혈을 꾹꾹 눌러 준다. 주의할 것은 대개의 병은 처음에는 가볍게 하다가 점차 힘을 주어 주무르는데 뇌졸중일 때는 거꾸로 해야 한다는 것이다. 곧 처음에는 세게 주무르다가 점차 힘을 빼서 가볍게 주무르는 것으로 마무리해야 한다. 그래야 뇌졸중으로 막힌 기혈과 경락이 잘 통해 병증이 가라앉는다.

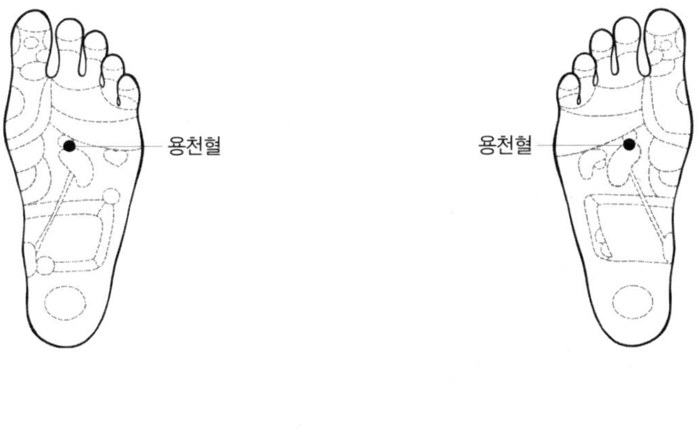

어지러울 때

앉았다가 갑자기 일어나거나 하면 눈앞이 핑그르르 돌면서 어지러울 때가 있다. 가벼운 어지럼증이라면 잠시 쉬면 괜찮아지지만, 심한 경우에는 멀미를 할 때처럼 속이 울렁거리고 메스꺼우며 몸을 못 가누고 기절을 하기도 한다. 대개 간과 콩팥이 안 좋거나, 피가 잘 안 돌거나, 기가 막혀 맑은 기운이 올라가지 못할 때 이렇게 어지럽다.

이때에는 엄지발가락에 있는 머리 반응구역을 주무르면 좋다. 머리와 더불어 이마, 뇌간·소뇌, 뇌하수체, 콩팥, 속귀 반응구역도 3~5분쯤 잘 주무르면 어지러움이 가라앉는다.

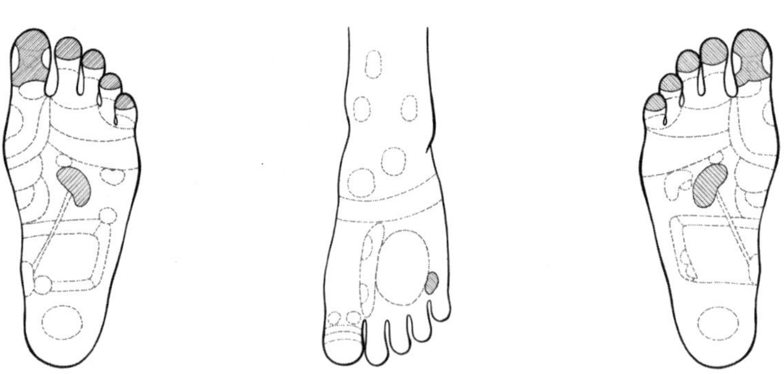

멀미

멀미는 일상생활에서 흔하게 일어나는 증상이다. 평소에는 괜찮은 사람도 몸이 힘들거나 약해지면 차가 조금만 진동을 해도 어지럽고 구토가 나면서 얼굴이 해쓱해진다.

이럴 때에는 머리와 뇌간·소뇌, 복강신경총, 지라, 속귀 반응구역을 꾹꾹 누르거나 주물러 주는 것이 좋다. 특히 양쪽 발등에 있는 속귀 반응구역은 어지럽거나 귀가 울리고 토할 것 같은 증상에 좋으니 멀미가 날 것 같다 싶으면 무조건 발등 위를 꾹꾹 눌러 자극해 준다. 그러면 멀미가 훨씬 덜할 것이다. 평소에도 이 구역들을 잘 자극해 두면 멀미를 막는 데 좋다.

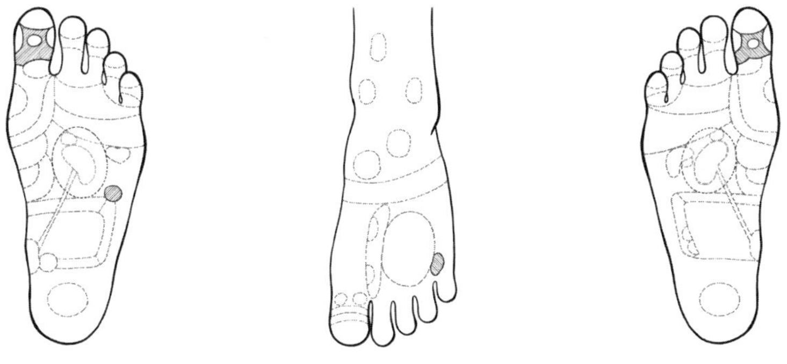

머리가 빠질 때

요즘은 나이가 든 사람뿐 아니라 젊은 사람도 머리칼이 빠지면서 쉽게 대머리가 되는 경우가 많다. 머리칼이 빠지는 것은 대개 신경성 때문이거나 내장 장애와 관계가 깊다. 따라서 머리가 빠지는 부위에 따라 자극하는 발가락도 달라진다.

먼저 신경성 탈모와 이마 양옆의 머리칼이 빠질 때에는 새끼발가락을 자극한다. 앞쪽 머리칼이 빠지는 것은 둘째와 셋째 발가락을 자극한다. 고혈압이 있으면 꼭대기 머리칼이 둥글게 빠지는데 이때는 넷째발가락을 자극하는 것이 좋다. 이때 엄지발가락은 어느 부위가 빠지든 늘 함께 눌러 준다. 발가락을 다 주무른 다음에는 용천혈을 3~5분쯤 눌러 준다.

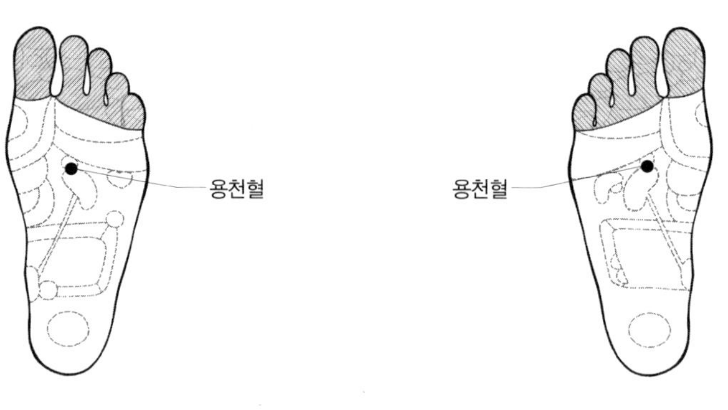

삼차신경통

삼차신경통은 흔히 안면신경통, 또는 얼굴신경통이라고 부른다. 얼굴로 퍼져 있는 삼차신경이 뇌종양이나 동맥경화, 또는 다른 여러 이유로 아플 때 생기는 병이기 때문이다. 흔히 얼굴 한쪽이나 이마, 콧마루, 눈언저리 같은 곳이 갑자기 경련이 일어나면서 찌르는 듯 아프다. 심하면 어깨까지 통증이 내려온다.

삼차신경통에는 엄지발가락 끝마디 안쪽에 있는 삼차신경 반응구역을 잘 눌러 주면 좋다. 엄지손가락으로 꼬집듯이 힘 있게 60번쯤 찍으면 된다. 그러면 피가 잘 돌면서 아픔이 가라앉는다. 그 밖에도 머리와 이마, 뇌하수체, 뇌간·소뇌, 간, 위, 콩팥, 눈, 귀, 위턱, 아래턱 반응구역을 함께 주물러 준다.

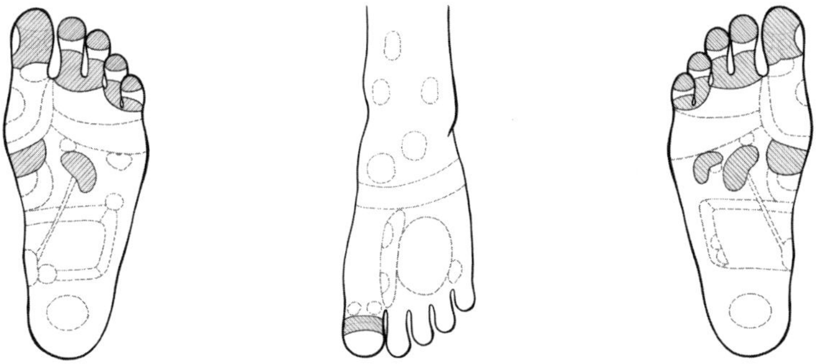

건망증

건망증은 나이가 들거나, 정신머리가 없어지거나, 몸이 허약해지면서 뭔가를 자꾸 깜빡깜빡 잊어버리는 증상이다. 생각이 너무 많거나 신경을 많이 쓸 때도 이렇게 기억력이 떨어진다. 때로는 온몸에 힘이 빠지고 졸리거나 입맛도 없어진다.

이때에는 발바닥에 있는 머리 반응구역을 비롯해 뇌간·소뇌, 뇌하수체, 갑상샘, 부신, 지라, 콩팥, 심장 반응구역을 잘 주물러 주면 정신이 훨씬 맑아진다. 주무를 때는 왼발과 오른발을 골고루 자극하는데 특히 심장과 지라 반응구역은 왼발에만 있으므로 더 주의해서 주물러 준다. 해당 반응구역을 주무르는 앞뒤로 기본 반응구역도 잘 주무른다.

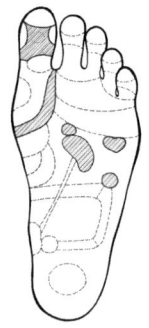

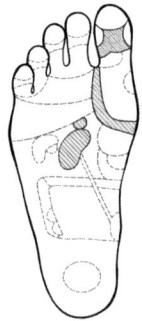

노안

가까이 있는 물체가 희미하게 보이거나 책을 읽을 때 글자가 잘 안 보이는 때가 있다. 대개 몸이 약해지거나 피로해서 그런 것인데, 나이가 들수록 점점 이 증상이 심해지면 노안이라고 볼 수 있다. 곧 눈의 조절력이 나이를 먹으면서 점차 약해지다가 쉰 살쯤 되면 가장 약해지면서 노안이 되는 것이다.

노안이 오면서 눈이 피로할 때는 먼저 발바닥을 10분쯤 기본 반응구역을 중심으로 주물러 준다. 그 다음에 눈과 목, 간, 콩팥, 생식샘, 어깨 반응구역을 주물러 주고 나서 다시 기본 반응구역을 잘 주무른다. 그러면 눈의 피로가 풀리면서 노안도 늦출 수 있다.

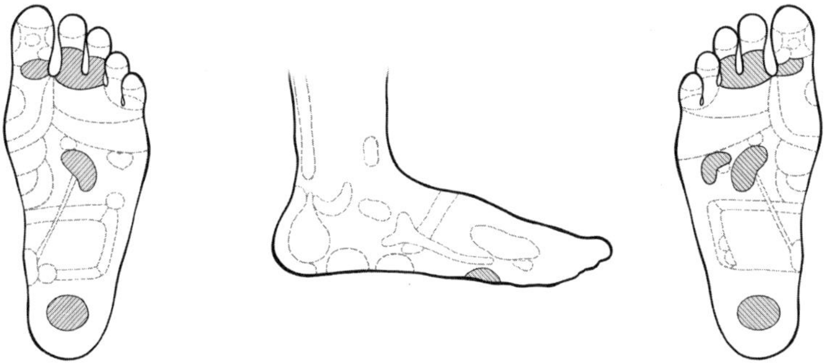

녹내장

녹내장은 눈의 압력이 높아져서 눈이 흐릿하거나 잘 안 보이는 병이다. 이 병에 걸리면 눈동자에 푸른빛이 돌아서 녹내장이라는 이름이 붙었다.

녹내장에는 둘째와 셋째 발가락 뿌리 둘레에 있는 눈 반응구역을 주물러 주는 것이 좋다. 이때 왼눈의 반응구역은 오른발에, 오른눈의 반응구역은 왼발에 있으니 주무를 때 헷갈리지 말아야 한다. 주먹을 쥐고 뾰족하게 나온 집게손가락 마디로 발가락 둘레를 꾹꾹 눌러 주면 된다. 누르는 각도는 발가락과 비스듬하게 사선이 되도록 한 뒤 민감한 지점을 올리거나 눌러서 자극한다.

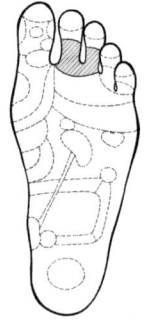

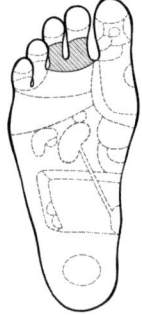

눈이 피로할 때

집중해서 일을 하거나, 작은 물건을 꼼꼼히 만지거나, 작은 글자로 된 책을 읽다 보면 눈이 쉽게 피로해진다. 그때그때 피로를 풀지 않고 그냥 두면 눈이 빨갛게 충혈이 되면서 눈곱이 끼고, 머리와 뒷목까지 뻐근해진다.

눈이 피로할 때는 눈 반응구역을 잘 주무르면 피로가 가신다. 또 몸의 피로를 풀어 주는 용천혈과 넷째발가락과 새끼발가락 뿌리 쪽도 함께 주무르면 좋다. 먼저 발을 가볍게 올려 쓰다듬은 다음, 용천혈과 눈 반응구역을 엄지손가락 첫째 마디로 누르면서 3~5분쯤 비벼 준다. 다시 발을 잘 쓰다듬어 마무리한다.

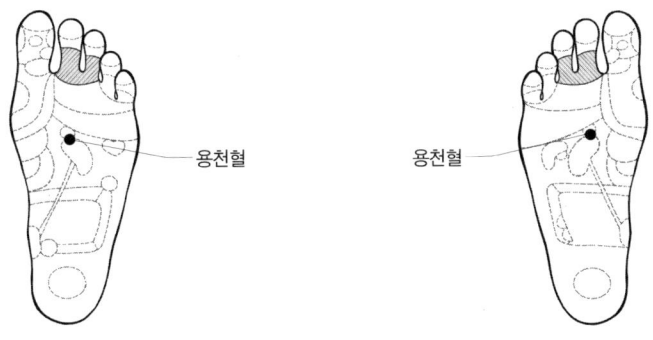

눈이 빨갛게 붓고 아플 때

눈병에 걸려 눈이 빨갛게 붓고 아플 때가 있다. 심하면 빛을 잘 못 보고 눈알이 깔깔해서 눈을 뜨고 있기도 힘들다. 피곤하거나 눈에 이물질이 들어가거나 해도 이렇게 눈이 붓고 아프다. 이럴 때에는 무조건 충분히 쉬고, 흐르는 물에 자주 세수를 해서 눈을 깨끗이 씻어 내는 것이 좋다.

눈이 아픈 것을 치료하려면 눈 구역을 비롯해 이마, 머리, 간, 콩팥, 목·어깨림프, 복부림프 구역을 주무르면 된다. 기본 구역을 중심으로 발을 잘 주무른 다음, 필요한 반응구역을 주무르고, 마지막으로 다시 기본 구역을 부드럽게 주무르는 것으로 마무리한다.

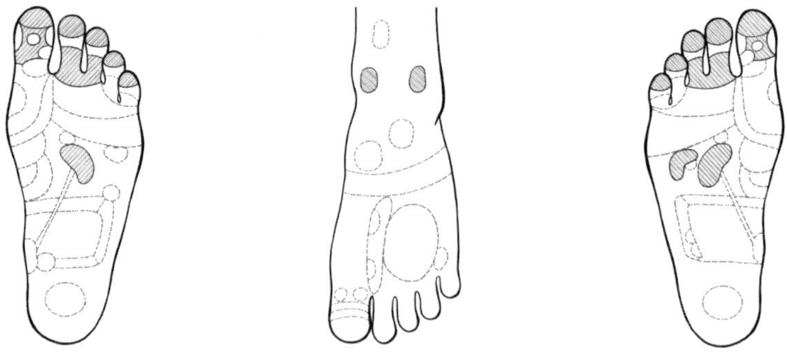

거짓 근시

근시는 가까운 곳은 잘 보지만 먼 곳은 잘 안 보이는 눈을 이른다. 날 때부터 근시인 사람도 있지만, 건강한 사람도 갑자기 눈을 심하게 쓰거나 피로가 쌓이면 일시적으로 근시가 될 수 있다. 이를 거짓 근시라 한다. 거짓 근시는 대개 잘 먹고 잘 쉬면 고칠 수 있지만 힘든 사람이라면 발 주무르기로 근시를 막아 보자.

거짓 근시가 생긴 사람은 먼저 엄지발가락에서 넷째발가락까지 뿌리 쪽을 잘 눌러서 유난히 아픈 압통점을 찾아야 한다. 압통점을 찾은 뒤에는 발을 잘 쓰다듬은 다음 엄지발가락과 찾은 압통점을 3~5분쯤 누르면서 비벼 준다. 다시 발을 잘 주무르는 것으로 마무리한다.

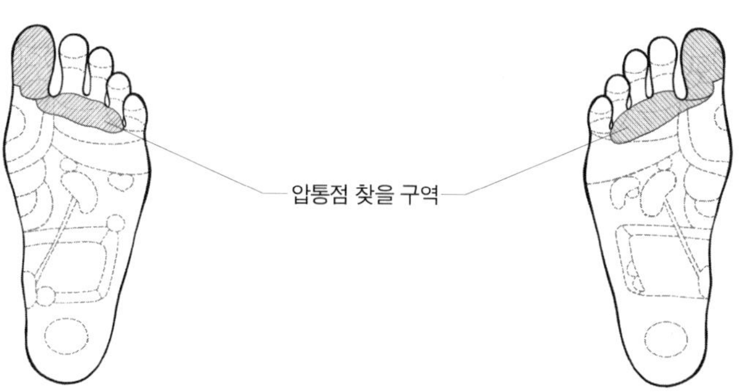

다래끼

다래끼는 눈꺼풀에 부스럼 같은 딱딱한 작은 알갱이가 생기는 병이다. 흔히 속눈썹 뿌리에 균이 들어가 눈 둘레가 발갛게 붓고 곪으면서 생긴다. 주위 환경이 불결하거나, 편식을 해서 영양이 부족하거나, 당뇨병이나 결막염이 있을 때 다래끼가 잘 난다. 빛을 보면 눈이 부시거나, 눈에 티끌이 있는 것처럼 보이고, 눈물이 많이 나기도 한다.

다래끼가 났을 때는 눈 반응구역을 비롯해, 목·어깨림프, 복부림프, 부갑상샘, 간, 콩팥 반응구역을 주물러 주면 잘 낫는다. 눈둘레에 따뜻한 찜질을 해 주는 것도 좋다. 그러면 다래끼가 터지고 고름이 빨리 나와서 잘 낫는다.

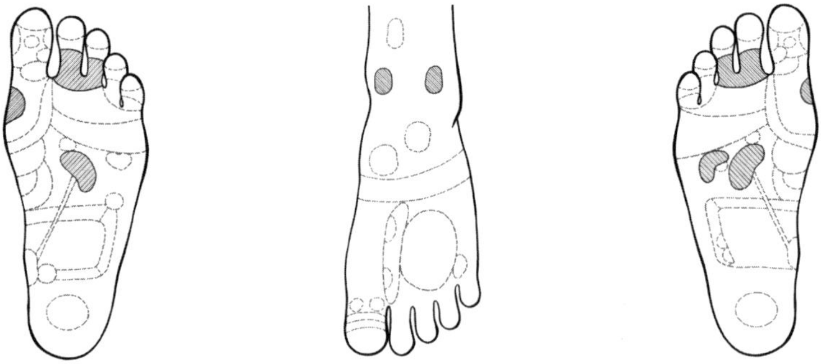

결막염

결막염은 말 그대로 결막에 염증이 생기는 병이다. 결막은 눈꺼풀 안쪽으로 눈알과 각막을 감싸고 있는 막을 이른다. 결막염에 걸리면 눈이 붓고 충혈되면서 눈곱이 끼고 눈물이 난다. 알레르기가 있거나, 세균이나 바이러스 감염, 또는 여러 가지 외부 자극이 원인이다.

결막염에 걸렸을 때는 눈과 목, 뇌간·소뇌 반응구역을 주물러 주면 좋다. 반응구역을 위로부터 아래로 5분쯤 잘 주무른다. 한 가지 주의할 점은 눈의 반응점은 발바닥에 거꾸로 나타나기 때문에 결막염이 오른쪽 눈에 있을 때는 왼발을 주무르고, 왼쪽 눈에 있을 때는 오른발을 주물러야 한다는 것이다.

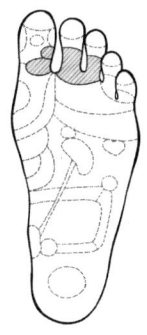

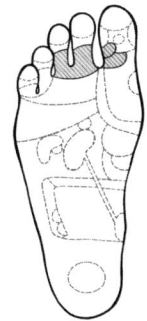

비염

비염(코염)은 코 안에 생기는 염증을 통틀어 말한다. 비염에 걸리면 코가 막히고 콧물이 흐르면서 머리가 아프거나 기억력이 떨어지기도 한다. 흔히 급성 비염, 만성 비염, 알레르기성 비염 들로 나눈다. 발 주무르기는 만성 비염에 특히 효과가 좋다.

날마다 코 반응구역과 더불어 부신, 귀, 지라, 목·어깨림프 반응구역을 3분씩 주물러 준다. 이때 반응구역이 저리고 아픈 느낌이 있어야 치료 효과가 크다.

비염에 걸린 사람은 평소 몸을 단련시켜 튼튼히 하고 감기에 들지 않도록 몸을 따뜻하게 하는 것이 좋다. 알레르기성 비염이 있는 사람은 꽃가루나 먼지, 작은 동물이 있는 곳을 피해야 한다.

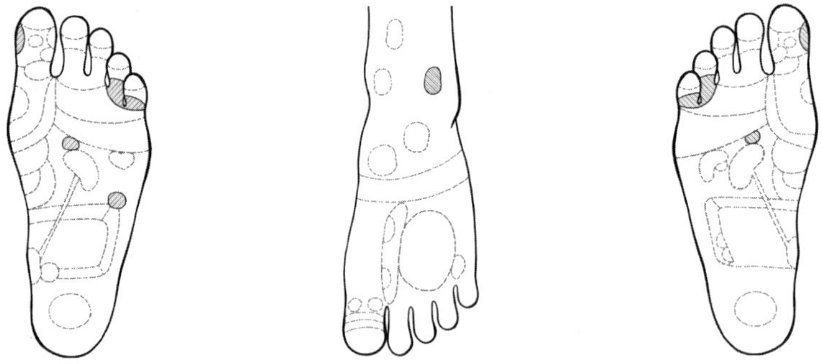

축농증

축농증은 코 안에 고름이 고이는 병이다. 축농증에 걸리면 코가 막히면서 고름이 섞인 콧물이 나오거나 머리가 아프기도 한다. 흔히 수술을 권하지만 깨끗이 낫지 않고 자주 재발을 한다. 발 주무르기는 이 축농증에 효과가 크다.

축농증에 걸리면 엄지발가락과 둘째발가락 사이가 자주 붓는데 이곳을 집중적으로 주물러 주면 코가 뚫리면서 답답한 것이 사라진다. 특히 둘째발가락은 평소에도 자주 자극하면 코에 피가 잘 돌아서 염증이 나는 것을 막을 수 있다. 먼저 발 전체를 잘 쓰다듬은 다음에 엄지발가락과 둘째발가락을 누르면서 비비기를 3~5분쯤 하고, 다시 발을 잘 주무른다.

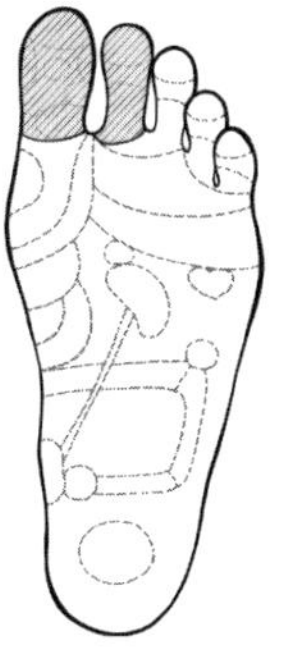

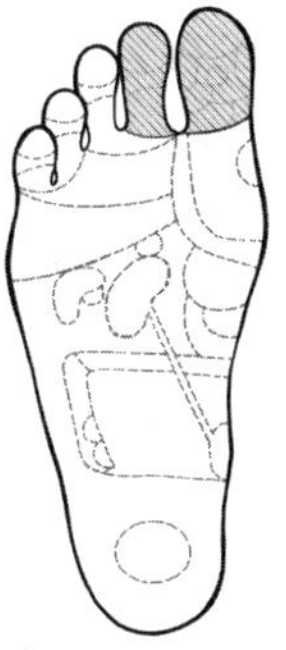

코피

코피는 콧속의 실핏줄이 약해져서 코에서 피가 나는 것이다. 흔히 날씨가 건조하거나, 과로하거나, 스트레스가 많거나, 일교차가 크거나, 비염과 축농증이 심하거나 할 때 코피가 잘 난다. 폐와 큰창자가 약해졌을 때도 코피가 잘 난다. 아이들이 습관적으로 코를 후벼서 날 때도 있는데 내버려 두면 코가 점점 더 약해지니 얼른 버릇을 버리도록 해야 한다.

코피가 날 때는 앞이마와 코 주위를 차가운 물이나 얼음으로 찜질을 하면 잘 멈춘다. 그리고 코 반응구역과 이마, 부갑상샘, 목·어깨림프, 흉부림프, 복부림프 반응구역을 5~10분쯤 가볍게 자극해 주면 좋다.

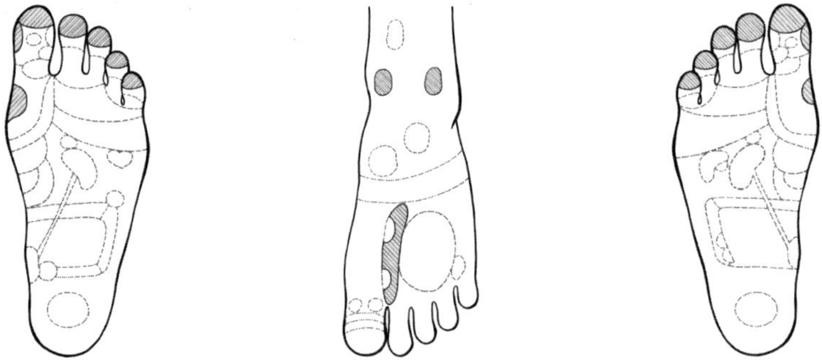

귀울림

귀울림은 밖에서는 소리가 나지 않는데 자기 혼자서만 이상한 소리를 듣는 병이다. 몸이 몹시 약하거나 귀가 제 구실을 잘 못 할 때 이런 병이 생기는데, 물이 철썩이거나 김이 빠지는 소리, 매미 같은 곤충이 우는 소리가 들려오고는 한다. 몸이 튼튼해지면 저절로 없어지기도 한다.

귀울림이 있을 때는 귀 반응구역을 비롯해 속귀, 머리, 목·어깨 림프, 복부림프, 부갑상샘 반응구역을 주물러 준다. 오른쪽 귀가 이상할 때는 왼발을 주무르고, 왼쪽 귀가 이상할 때는 오른발을 주무른다. 두 귀가 모두 이상하면 두 발을 골고루 다 주물러 준다.

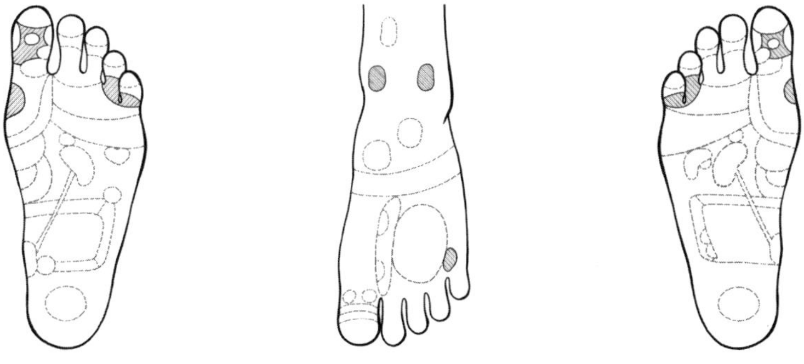

중이염

중이염(가운데귀염)은 고름이나 병균 따위로 귓속에 염증이 생겨서 일어난다. 고막을 다쳤거나 감기나 폐렴, 코나 목의 병이 있을 때, 급성 전염병에 걸렸을 때 잘 생긴다. 중이염에 걸리면 열이 나면서 몸이 아프고 귀울림이 있거나 귀가 꽉 막혀 답답하다.

중이염에는 귀 반응구역을 비롯해 부신, 콩팥, 지라, 목·어깨림프, 속귀 반응구역을 3분씩 주물러 준다. 저리고 아픈 느낌이 있을 때까지 주무르는데, 한 번만 잘 주물러 줘도 금세 상태가 좋아진다. 하지만 귀에서 고름이 나오거나 고막에 상처가 났을 때에는 상태가 심한 것이니 병원에 가 보는 것이 좋다.

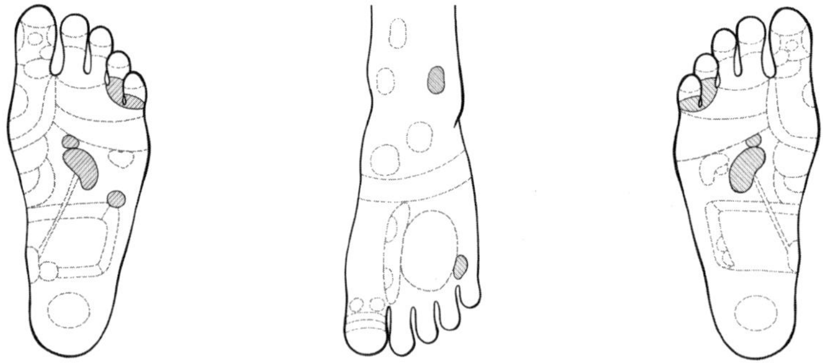

난청

난청은 이름 그대로 귀가 잘 안 들리는 병이다. 오랫동안 시끄러운 곳에서 일하거나, 몸이 약하거나, 귀를 다쳤거나 하면 귀가 제 구실을 못해 소리가 잘 안 들린다.

난청에는 귀와 통하는 경락들을 자극하는 것이 좋다. 엄지발가락에서 시작하는 비경과 간경, 새끼발가락에서 시작하는 방광경이 귀와 통하는 경락들이다. 따라서 이 경락들의 정혈인 은백혈, 대돈혈, 지음혈을 눌러 주면 귀가 건강해진다. 두 발 모두 3~5분쯤 힘을 주어 혈자리를 주물러 준다. 거기에 더해 다섯 발가락과 발바닥에 있는 용천혈도 함께 주물러 주면 좋다.

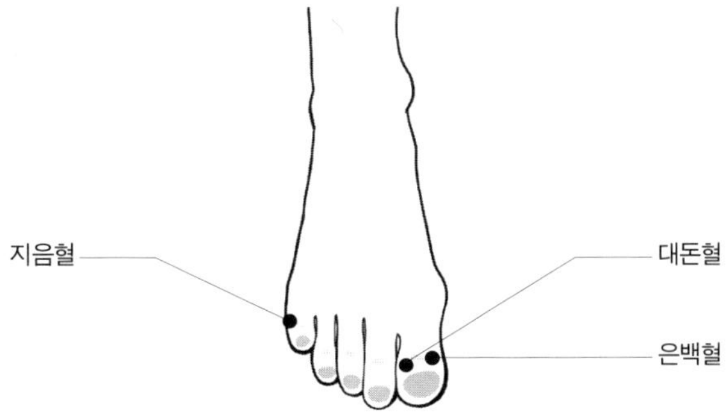

이가 아플 때

크게 무리하지 않았는데도 이가 쑤시거나 몹시 아플 때가 있다. 잇몸이 붓거나 피가 나기도 하는데 당장 병원에 갈 처지가 아니라면 급한 대로 발 주무르기가 효과가 있다.

먼저 기본 반응구역을 중심으로 발을 잘 주무른 다음에 목 반응구역과 위턱, 아래턱, 위, 간, 작은창자, 목·어깨림프 반응구역을 3분씩 잘 주물러 준다. 다시 기본 구역을 잘 주무르는 것으로 마무리한다. 이때 발등에 있는 위턱, 아래턱, 목 반응구역은 손가락으로 아래위를 주무르거나 동그라미를 그리며 주무르는 것이 좋다. 발목 둘레에 있는 목·어깨림프 구역은 아픈 느낌이 있을 때까지 강하게 자극한다.

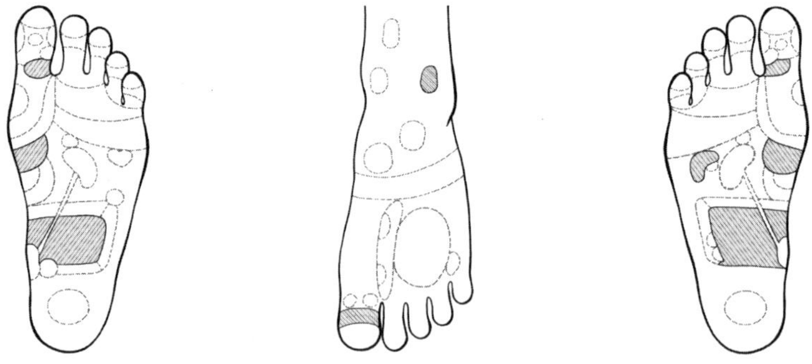

입안이 헐었을 때

피곤하거나 영양이 부족하거나 스트레스가 많거나 하면 흔히 입안이 헐면서 아프다. 혓바늘이 돋기도 하고, 입안에 상처가 있으면 그 상처가 벌어져서 더욱 쓰리다. 대개 비타민이 부족할 때에 이렇게 입안이 잘 헌다.

입안이 헐었을 때는 간, 지라, 삼차신경, 위턱, 아래턱, 목·어깨 림프 반응구역을 주물러 준다. 반응구역에 저리고 아픈 느낌이 있을 때까지 힘을 주어 3분씩 자극한다.

발을 주물러 치료하는 동안에는 맵거나 비린 음식을 먹지 말고 커피같이 자극이 있는 음료도 마시지 않는 것이 좋다. 술과 담배도 끊어야 치료 효과를 제대로 볼 수 있다.

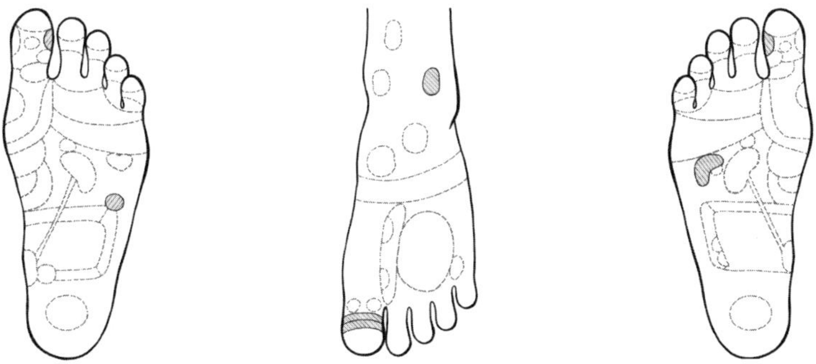

목이 붓고 아플 때

공기가 나쁜 곳에 오래 있거나, 감기에 걸렸거나, 목을 많이 쓰거나 하면 목이 아프면서 붓고는 한다. 목구멍이 막힌 듯 답답하고 누렇고 걸쭉한 가래가 나오기도 한다. 때로는 물을 삼키기도 힘들 만큼 목이 부으면서 열이 나기도 하는데 편도샘에 염증이 생겨서 그런 것이기가 쉽다.

이런 때에는 발바닥에 있는 목 반응구역을 열심히 주물러 주면 목이 좀 편안해진다. 기본 구역을 잘 주무른 다음에 목 반응구역과 귀, 가슴, 목·기관지·성대, 편도샘, 목·어깨림프, 콩팥, 부신, 방광 반응구역을 주무른다. 다시 기본 구역을 주무르는 것으로 마무리한다.

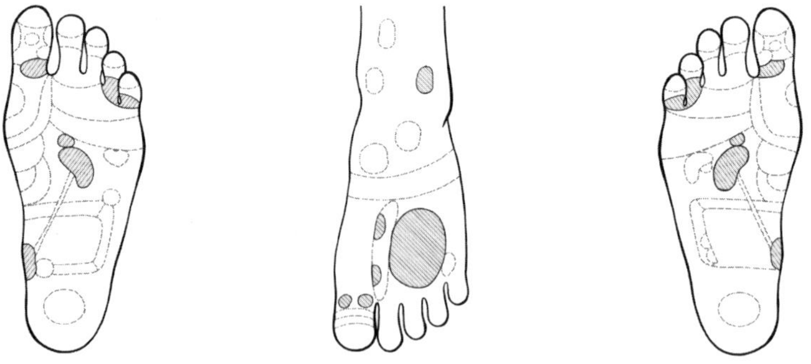

목에 좋은 소금과 고춧가루

목이 아플 때에는 따뜻한 물에 족욕을 하거나 발바닥을 자극하면 목이 한결 부드러워진다. 이때 물에 소금이나 고춧가루 같은 것을 섞어서 하면 효과를 더욱 크게 볼 수 있다.

다음에 목이 아플 때 집에서 간단하게 할 수 있는 방법들을 모아 보았다. 평소 자기가 할 수 있는 편한 방법을 찾아 쓰면 되겠다.

- 소금

넓은 대야나 양동이에 뜨거운 물을 받아 소금을 적당히 집어넣는다. 두 발을 복사뼈까지 푹 잠기도록 담그고 있으면 몸이 따뜻해지면서 목이 아픈 것이 낫는다.

- 고춧가루

고춧가루에 물과 밀가루를 넣어 되직하게 섞는다. 두 발바닥 가운데에 고춧가루 반죽을 붙이고는 2~3시간이 지난 뒤에 떼어 낸다. 한두 번만 되풀이해도 목구멍이 붓고 아픈 것이 한결 나아진다.

- 생부자

가까운 한약방에서 생부자(또는 오수유)가 있으면 구해 놓는다. 생부자를 부드럽게 가루를 낸다. 현미 식초를 끓여서 가루와 잘 섞은 다음에 발바닥 가운데에 붙인다. 어느 정도 시간이 지나 목이 붓고 아픈 것이 가라앉으면 떼어 낸다.

목을 삐끗했을 때

목

아침에 일어났을 때 목이 뻣뻣하고 아프면서 잘 움직이지 못할 때가 있다. 대개 전날 밤 한 가지 자세로만 굳어져서 자거나, 찬 바닥에서 자거나, 목에 심한 충격을 받거나 하면 이렇게 목이 뻣뻣하게 굳어 버린다. 심하면 어깨까지 아픔이 퍼진다.

이런 때에는 목 반응구역과 목뼈, 승모근, 콩팥 구역을 주무르면 된다. 반응구역이 저리고 아플 때까지 강하게 자극한다. 주먹을 쥐고 집게손가락 첫째 마디 관절로 꾹꾹 눌러 줘도 좋다. 한 번에 3분쯤 강하게 자극하면 목이 좀 풀리는데, 목이 완전히 풀릴 때까지 여러 번 되풀이해 주어도 좋다.

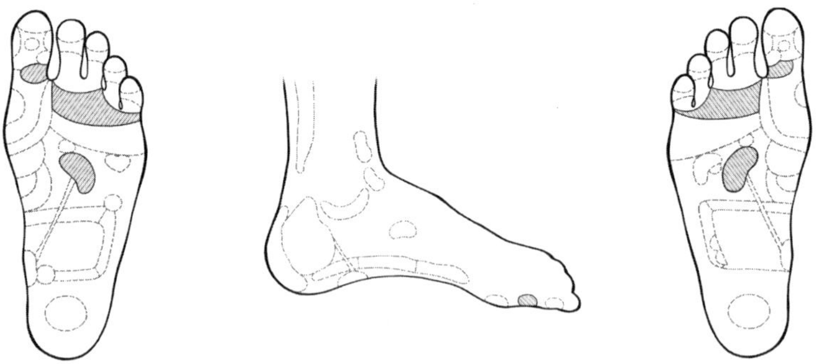

목구멍에 이물감이 느껴질 때

목

목에 별다른 이상이 없는데도 무언가가 걸려 있는 것처럼 이물감이 느껴질 때가 있다. 이때에는 발 안쪽에 있는 연곡혈을 힘주어 누르면 이물감이 차차 사라진다. 연곡혈은 발등 가장 도드라진 뼈에서 발 안쪽으로 1.5치(4.5센티미터쯤) 내려간 곳에 있는 혈자리이다. 목 반응구역과 용천혈, 발 안쪽 복사뼈 아랫부분도 함께 눌러 준다.

먼저 발 전체를 잘 쓰다듬은 뒤에 용천혈과 연곡혈을 엄지손가락 첫째 마디로 꾹꾹 누르면서 3~5분쯤 주물러 준다. 안쪽 복사뼈 아랫부분은 둥글게 비비면서 1~2분쯤 눌러 준다. 마지막으로 발 전체를 다시 잘 쓰다듬는 것으로 마무리한다.

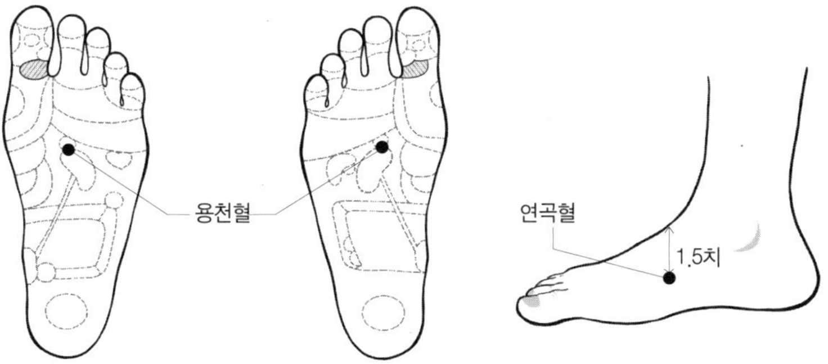

편도샘염

목

편도샘염은 말 그대로 편도샘에 염증이 생기는 병이다. 감기에 걸리거나 계절이 바뀔 때, 지나치게 일을 많이 하거나 몸이 힘들 때 잘 걸린다. 편도샘염에 걸리면 편도샘이 벌겋게 부으면서 음식물을 삼키기 힘들게 된다.

이때에는 발등 엄지발가락 쪽에 있는 편도샘 반응구역과 더불어 귀, 간, 지라, 목·어깨림프 반응구역을 3분쯤 잘 주물러 주면 아픔이 빠르게 가라앉는다.

발 주무르기는 편도샘염에 효과가 빠르다. 급성 편도샘염은 금세 낫고 만성 편도샘염도 꾸준히 치료하면 큰 효과를 볼 수 있을 것이다.

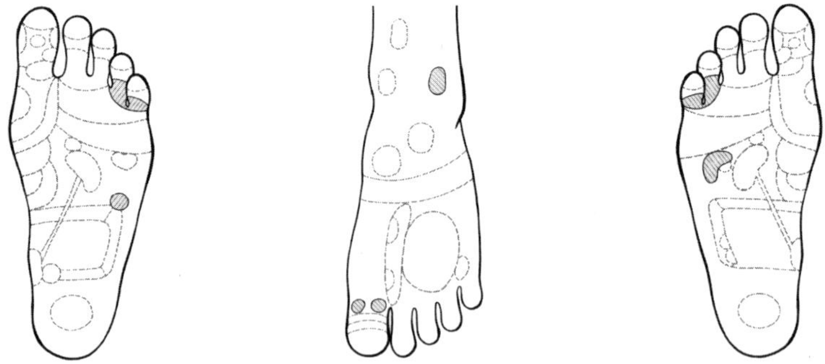

감기

감기는 누구나 잘 걸리는 아주 흔한 병이다. 계절이 바뀌거나 날씨가 갑자기 추워질 때 몸이 오슬오슬 추워지면서 기침이 나면 영락없이 감기에 걸린 것이다. 흔히 공기를 떠도는 바이러스 때문에 생긴다고 하는데, 몸이 튼튼한 사람은 바이러스가 들어와도 걸리지 않으니 평소에 몸을 잘 관리하는 것이 필요하겠다.

감기에 걸렸을 때는 머리와 목·기관지·성대, 편도샘, 뇌간·소뇌, 코 반응구역을 아픈 느낌이 있을 때까지 주물러서 자극해 주면 잘 낫는다. 주무르기가 끝난 뒤에 물을 500밀리리터쯤 마시면 더 잘 낫는다. 34도쯤 되는 뜨거운 물에 소금을 한 숟가락 푼 다음 발을 담그고 10분쯤 있어도 감기에 좋다.

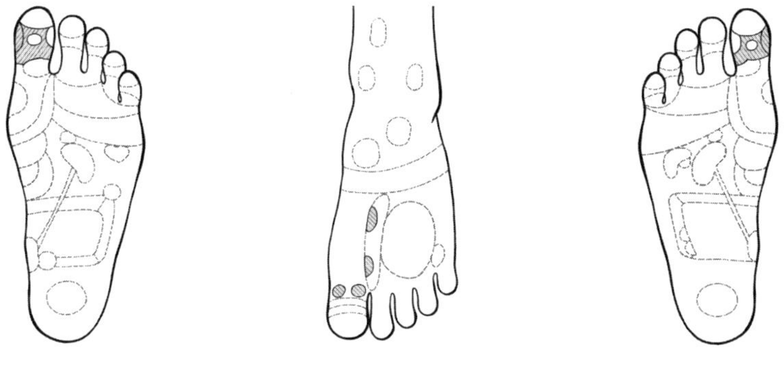

기침

감기에 걸렸거나 목이나 기관지, 폐가 약하면 자꾸 콜록콜록 기침이 난다. 기침은 흔히 가래가 없는 마른기침과 가래가 나오는 젖은기침으로 나눈다. 어느 쪽이 됐든 상태가 심하면 힘든 것은 마찬가지니, 발 주무르기로 기침을 다스려 보자.

기침은 흔히 호흡기병에 걸렸을 때 잘 나타난다. 따라서 발을 주무를 때도 호흡기와 이어진 반응구역을 자극하는 것이 좋다. 곧 폐·기관지, 목·기관지·성대, 흉부림프, 콩팥, 지라 반응구역을 잘 주무르면 된다. 먼저 기본 반응구역을 잘 주무른 다음에, 해당 반응구역을 주무르고, 다시 기본 반응구역을 잘 주무른다.

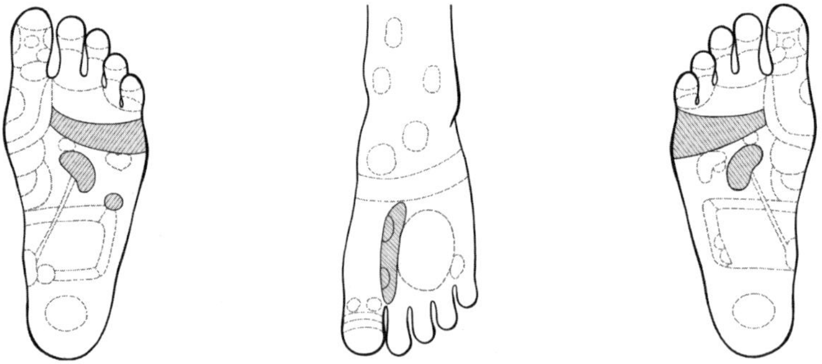

기침에 좋은 마늘과 겨자

오래도록 기침이 떨어지지 않을 때에는 마늘을 발에 붙이는 치료법을 쓰면 좋다. 찬 기운을 쐬어 생기는 기침에도, 뜨거운 기운이 들어 생기는 기침에도 모두 좋다. 또 한 번 걸리면 100일을 기침하면서 고생한다는 소아 백일해도 이 방법을 쓰면 잘 낫는다. 다만 아이에게 해 줄 때는 자극이 너무 심하지 않도록 조심한다.

양념으로 쓰는 겨자도 기침이나 감기, 천식을 다스리는 데 좋다. 심장이 두근거리고 아플 때도 쓰면 좋다. 매운 겨자에 살갗이 닿으면 강한 자극을 받아 혈관이 늘어난다. 그래서 신진대사가 활발해지면서 아픔도 덜고 몸도 회복되는 것이다.

· 마늘 붙이기

준비물: 마늘 적당량

하는 법: 마늘을 다져서 콩알만 한 크기로 빚는다. 발을 깨끗이 씻고 두 발 용천혈에 다진 마늘을 붙인 뒤, 발바닥 한가운데에 강한 자극이 느껴지년 떼어 낸다. 3번에서 5번쯤 하면 된다.

효과: 가래를 삭이고 기침을 멎게 한다.

· 겨잣가루 족욕

준비물: 겨잣가루 200~500그램

하는 법: 겨잣가루에 물을 부어 기름 냄새가 날 때까지 젓는다. 풀처럼 걸쭉해지면 대야에 붓고 더운 물을 알맞게 섞는다. 그 물에 손과 발을 씻는데 날마다 10~30분 씻으면 된다.

효과: 경락을 잘 통하게 하고, 피를 잘 돌게 한다.

딸꾹질

기타

딸꾹질은 기운이 위로 치미면서 목구멍에서 꺽꺽 이상한 소리가 연달아 나는 것을 이른다. 흔히 가슴의 가로막이 떨리면서 숨쉬는 것을 방해할 때 생긴다. 대개는 시간이 조금 지나면 가라앉지만 그렇지 않고 딸꾹질이 계속될 때가 있다.

이때에는 복강신경총 반응구역과 부갑상샘, 가로막, 위, 콩팥, 십이지장 반응구역을 아픈 느낌이 있을 때까지 계속 누르고 주물러 준다. 그러면 꺽꺽대는 것이 차차 가라앉는다. 하지만 딸꾹질이 통 가라앉지 않고 더 심해지거나 혀가 뻣뻣해지거나 하면 뇌에 병이 있기 때문이니 바로 병원에 가 보는 것이 좋다.

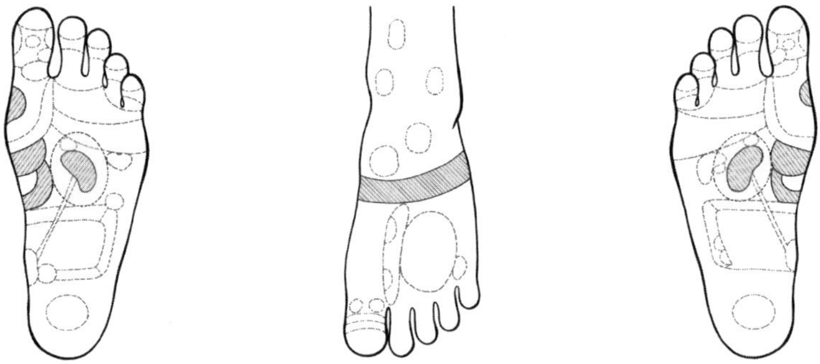

몸통 I

심장
위
간과 쓸개
폐와 기관지
췌장
장
콩팥과 방광
생식기(남)
생식기(여)
기타

심장이 두근거릴 때

심장

심장에 병이 있거나, 몸이 힘들거나, 스트레스를 받거나 하면 갑자기 심장이 두근거리면서 뻐근하게 아파 올 때가 있다. 그러면 마음이 불안하고 공연히 놀라서 일이 손에 잘 잡히지 않는다. 머리가 어지럽거나 귀에서 이상한 소리가 들리기도 한다.

이때에는 마음을 잘 다스린 뒤에 심장과 연결된 반응구역을 주물러 주는 것이 좋다. 곧 심장, 머리, 갑상샘, 부신, 콩팥, 지라 반응구역을 주무르는 것이다. 먼저 기본 반응구역을 잘 주무른 다음에 해당 반응구역을 주무르고, 마지막으로 다시 기본 반응구역을 주물러 마무리한다.

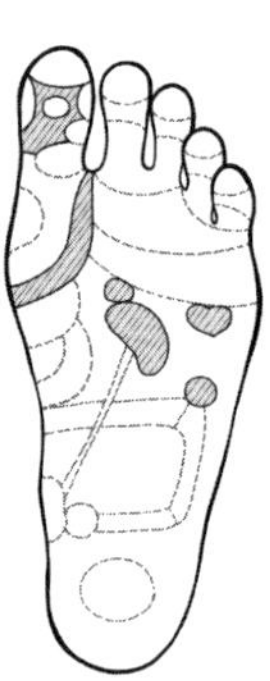

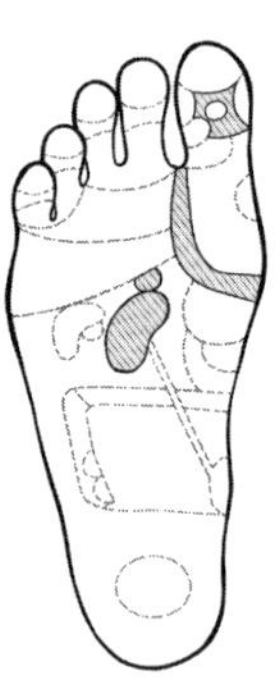

관상동맥은 흔히 심장동맥이라고 부른다. 심장에 산소가 풍부한 피를 보내 잘 움직이게 하는 구실을 하기 때문이다. 이 관상동맥이 좁아지거나 막히거나 굳으면, 곧 '경화' 되면 심장이 잘 움직이지 못하고 일부 근육은 죽기도 한다. 그러면 심근경색이나 협심증, 부정맥 같은 병을 일으킨다. 따라서 되도록 초기에 더 나빠지지 않도록 조심해야겠다.

관상동맥경화에는 다리에 있는 삼음교혈과 팔목에 있는 내관혈을 눌러 주면 좋다. 삼음교혈은 발 안쪽 복사뼈에서 3치(9센티미터쯤) 올라간 곳에 있다. 내관혈은 손바닥을 위로 하고 팔을 쭉 내밀었을 때 손목 가로금 가운데에서 위로 2치(6센티미터쯤) 떨어진 곳에 있는 혈자리이다. 모두 심장에 좋은 곳이니 잘 알아 둔다.

주무를 때는 몸을 편하게 하고 늦은 저녁(11시쯤)에 두 혈자리를 30번쯤 힘을 주어 찍으면서 자극하면 된다. 그러면 관상동맥으로 피가 잘 돌고 심장도 튼튼해진다.

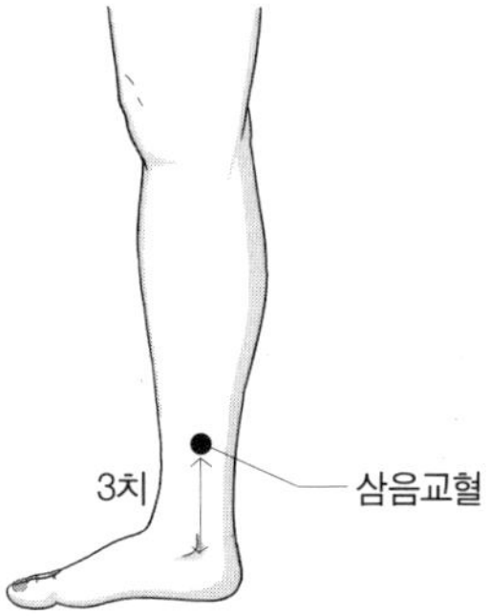

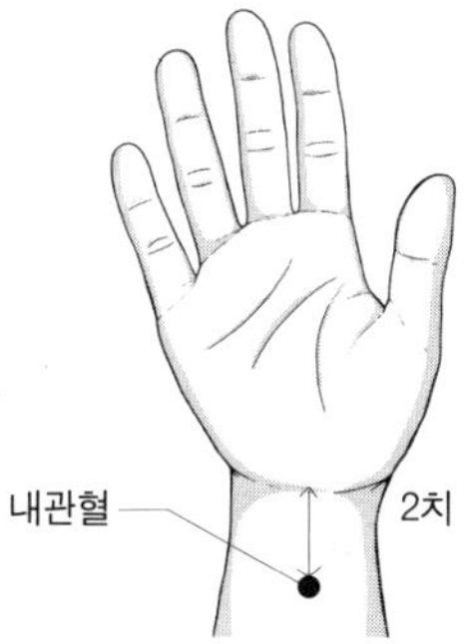

심장병

심장은 온몸의 피를 돌게 하는 중요한 기관이다. 하지만 사람이 자기 생각대로 움직일 수 없는 기관이라 심장에 병이 있으면 손 쓰기가 어려워진다. 발 주무르기는 피를 잘 돌게 하고 어혈을 풀어 주며 심맥을 잘 통하게 하기 때문에 심장에 아주 좋다. 평소 심장이 약한 사람이나 관상동맥경화, 협심증이 있는 사람이라면 자주 주물러 주자.

먼저 기본 반응구역을 중심으로 발을 잘 쓰다듬고 주무른 다음 심장, 부신, 간, 지라, 목 반응구역을 3분씩 주물러 준다. 특히 심장 반응구역은 왼발에만 있으므로 정확한 위치를 찾아 더 정성껏 주물러 준다. 마지막으로 발을 잘 주물러서 마무리한다.

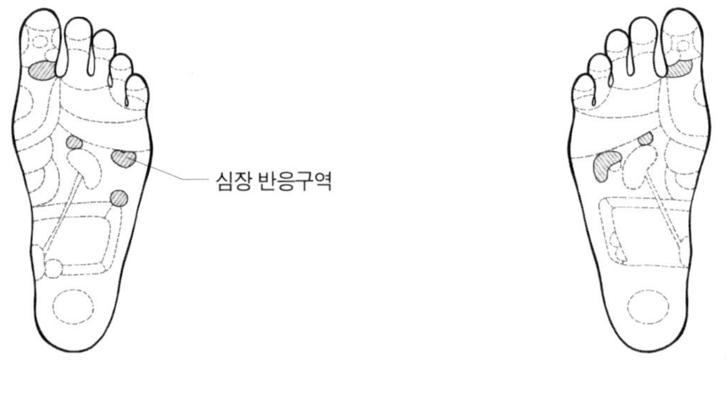

위가 아플 때

위

음식을 잘못 먹거나 차거나 매운 음식, 또는 술 같은 것을 먹고 나면 위가 싸르르 아플 때가 있다. 딱히 위염이나 위궤양을 앓지 않아도 거친 음식에 위가 자극을 받기 때문이다. 신물이 올라오거나 메스껍고 위가 따끔따끔 아프기도 한다.

이때에는 위 반응구역을 비롯해 십이지장, 지라, 복부림프, 복강신경총 반응구역을 주물러 주면 잘 낫는다. 먼저 발을 골고루 잘 주무른 다음에, 반응구역을 주무르고, 다시 발을 잘 주무르는 것으로 마무리한다. 마늘을 발바닥에 붙여도 좋다. 배가 싸르르 아플 때 마늘을 다져서 두 발바닥에 붙이면 찬 기운을 쫓아내고 배를 따뜻하게 해 아픔이 가라앉는다.

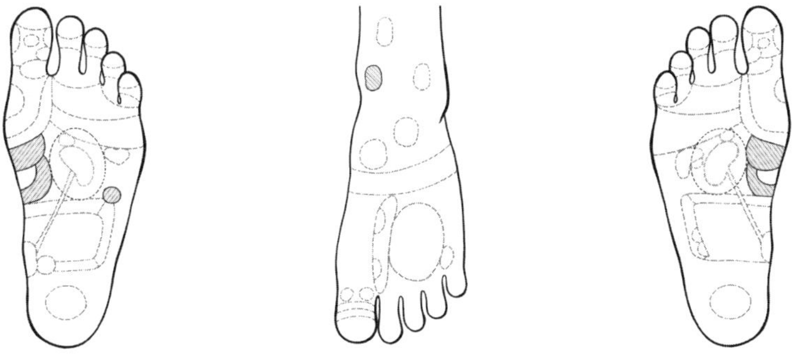

위염과 위궤양

위염은 말 그대로 위에 염증이 생기는 병이다. 위궤양 또한 위에 궤양, 곧 상처 같은 것이 생기고 헐어서 피가 잘 나는 병으로 늘 속이 쓰리고 아프다. 이런 사람은 평소에 위에 부담이 없는 담백한 음식과 신선한 과일과 채소를 많이 먹는 것이 좋다.

위염과 위궤양에는 위, 십이지장, 지라, 머리 반응구역을 주물러 준다. 먼저 기본 구역을 중심으로 발을 잘 주무른 다음에, 각 반응구역을 3분씩 골고루 힘을 주어 주무르고, 마지막으로 다시 기본 구역을 주물러 마무리한다.

급성 위염은 한 번만 주물러도 잘 낫는 편이다. 하지만 만성 위염이라면 한 달쯤 꾸준히 치료해야 한다.

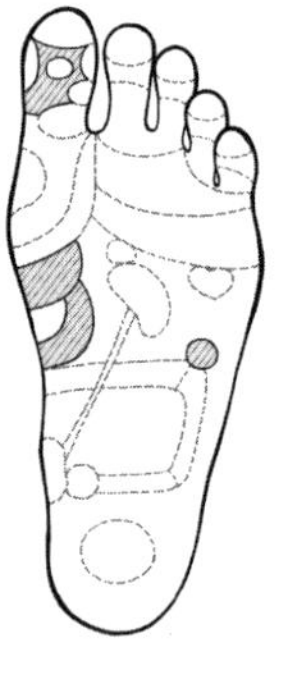

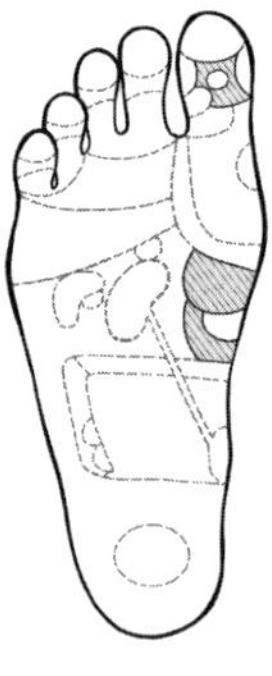

위하수

위하수는 위가 아래로 처지는 병으로, 흔히 몸이 약하고 야윈 사람에게 많이 생긴다. 위하수에 걸리면 밥을 먹고 나서 위가 내려가는 느낌을 받거나 장에서 소리가 나기도 한다. 설사와 변비가 번갈아 생기기도 하고, 어지럽고 잠을 잘 못 자기도 한다. 흔히 불규칙한 식사나 과음, 과식 같은 것이 원인이기 쉽다.

위하수에 걸렸을 때는 먼저 기본 반응구역을 중심으로 발을 잘 주물러 준 다음에 위 반응구역을 비롯해 콩팥, 십이지장, 작은창자, 오름(잘록)창자, 내림(잘록)창자, 가로(잘록)창자 반응구역을 주물러 준다. 다시 기본 반응구역을 주무르는 것으로 마무리한다.

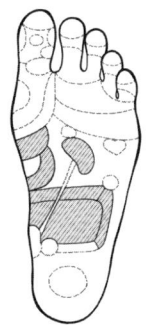

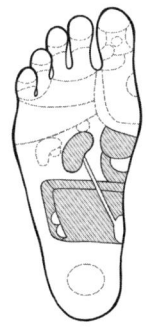

위산이 지나치게 많을 때

위산은 위에 음식이 들어오면 나오는 산으로, 음식물을 죽처럼 녹여 소화를 돕는다. 또 위에 들어온 여러 세균을 죽이는 구실도 한다. 이렇게 쓸모가 많은 위산이지만 지나치게 많이 나오면 오히려 속이 쓰리고 신물이 넘어온다. 위염이나 위궤양을 일으키는 원인이 되기도 한다.

위산이 지나치게 많이 나올 때는 위 반응구역과 셋째발가락을 자극하면 좋다. 발을 잘 쓰다듬은 다음, 셋째발가락을 먼저 자극하는데 엄지손가락과 둘째손가락으로 3~5분쯤 누르면서 힘껏 비빈다. 그 다음에는 위 반응구역을 역시 3분쯤 누르면서 비벼 준다. 발 전체를 잘 주물러서 마무리한다.

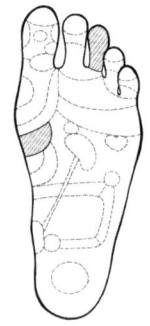

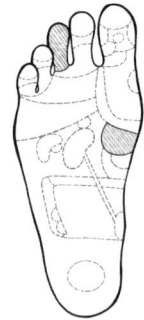

입맛이 없을 때

위

흔히 피곤하거나 마음이 불안하고 병이 있으면 입맛이 떨어진다. 그렇다고 먹는 것을 소홀히 하면 몸은 더 나빠지고 약해진다. 억지로라도 밥을 잘 먹는 것이 중요한데 이때 발을 잘 주물러 주면 입맛이 살아난다.

위에 병이 있어서 입맛이 없을 때는 둘째발가락을 자극하는 것이 좋고, 마음이 불안해서 입맛이 없을 때는 셋째발가락을 자극하는 것이 좋다. 굳이 구분할 필요 없이 함께 주물러 주면 되겠다. 콩팥과 위 반응구역도 함께 눌러 준다. 먼저 발을 잘 쓰다듬은 뒤에 발가락과 위, 콩팥 반응구역을 3~5분쯤 힘을 주어 주무르고 비벼 준다. 다시 발 전체를 잘 쓰다듬는다.

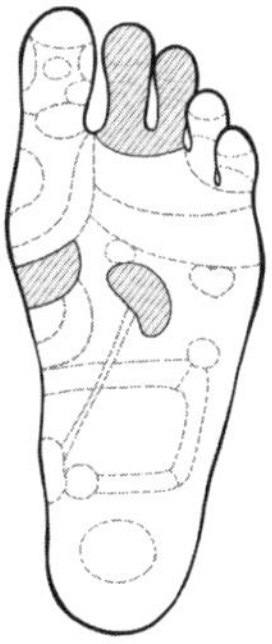

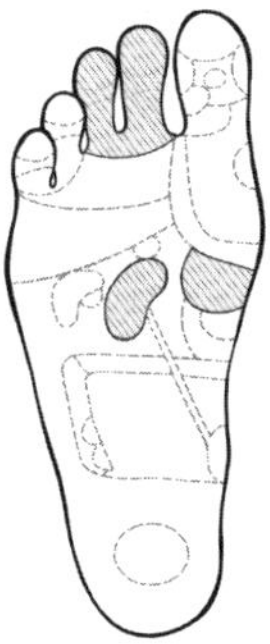

소화가 안 될 때

위

밥은 맛있게 잘 먹었는데 소화가 안 돼서 속이 더부룩하고 답답할 때가 있다. 대개 위가 약하거나, 위산이 지나치게 많이 나오거나, 멀미 따위로 속이 메스껍거나 할 때에 그렇다. 또는 지나치게 많이 먹거나, 급하게 먹거나, 거친 음식을 먹거나 해도 소화가 잘 안 된다.

소화가 잘 안 될 때에는 위를 튼튼하게 하는 위 반응구역과 위경이 시작되는 둘째발가락을 주물러 주는 것이 좋다. 위경의 정혈인 둘째발가락 아래에 있는 여태혈도 꼼꼼히 함께 주무른다.

속이 메스꺼울 때는 여태혈과 발바닥 가운데 오목하게 들어간 족심 부분을 잘 눌러 주면 메스꺼움이 가라앉는다.

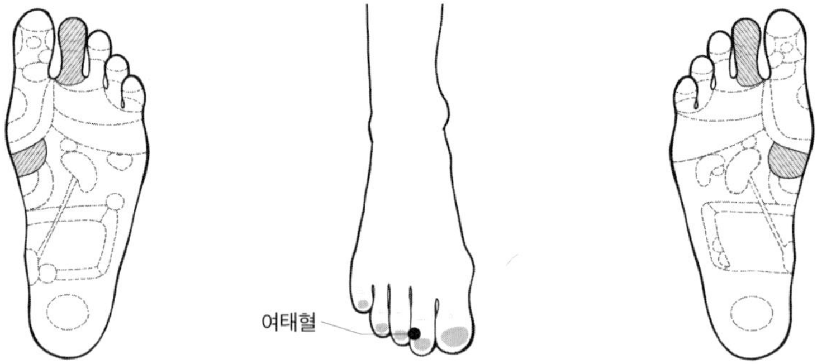

먹은 것을 토할 때

속이 안 좋거나, 술을 많이 먹거나, 멀미 같은 것을 하게 되면 속이 울렁거리면서 먹은 것을 곧잘 토하게 된다. 구토는 딱히 병이 아니지만 그래도 토하는 것이 계속되면 나중에는 위산까지 올라오고 힘이 드니 발을 잘 주물러 증세를 가라앉히는 것이 좋겠다.

구토가 나고 속이 울렁거릴 때에는 위 반응구역을 비롯해 복강신경총, 간, 지라, 십이지장 구역을 주물러 주면 좋다. 마늘을 잘 다져서 용천혈에 붙여 두어도 구토가 가라앉는다. 마늘이 열을 아래로 끌어내리기 때문인데 발바닥이 뜨거워지면서 코에서 마늘 냄새가 나면 효과가 있는 것이다.

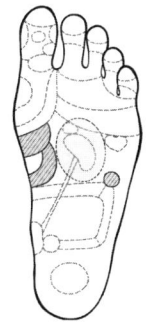

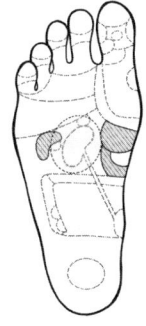

간염과 간경화

간은 흔히 '침묵의 장기'라고 부를 만큼 아파도 아픈 티를 잘 안 내는 내장 기관이다. 그래서 모르는 사이 병을 키우고는 하는데, 간을 튼튼하게 하려면 평소 잘 먹고, 잘 쉬고, 가벼운 운동을 하는 습관을 키워 두는 것이 좋다.

간이 안 좋을 때는 간 반응구역을 비롯해 머리, 십이지장, 지라, 목·어깨림프, 복부림프 반응구역을 3분씩 꼼꼼히 주물러 준다. 그러면 간이 튼튼해지고 면역력이 좋아져서 만성 간염이나 간경화가 잘 낫게 도와준다. 가끔 발을 주무르고 나서 오줌 색깔이 짙어지거나 냄새가 나기도 하는데, 나쁜 독소가 빠져나온 것이니 걱정할 것 없다.

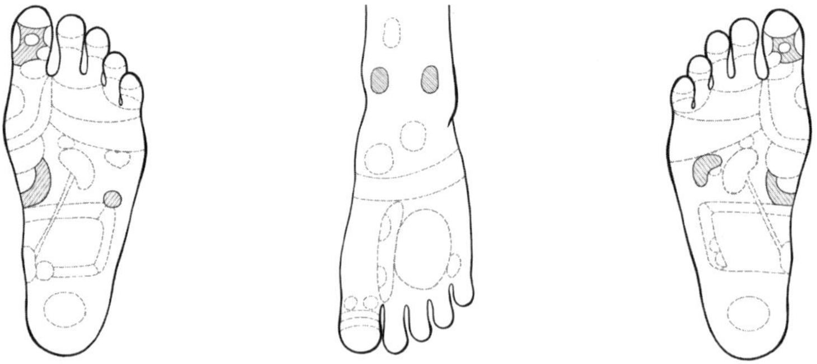

쓸개염

쓸개는 간에서 나오는 쓸개즙을 모아 두었다가 십이지장으로 보내 소화를 돕는 기관이다. 그래서 쓸개가 아프거나 약하면 음식을 잘 소화하지 못하고 배가 부풀거나 트림이 난다. 기름진 음식을 먹고 나면 오른쪽 옆구리가 유난히 아프기도 한다.

쓸개염에 걸렸을 때는 쓸개 반응구역을 비롯해 간, 위, 십이지장, 목·어깨림프, 복부림프 반응구역을 주물러 준다. 먼저 기본 반응구역을 중심으로 발을 잘 주무른 다음에, 해당 반응구역을 주무르고, 다시 기본 반응구역을 주무르는 것으로 마무리한다. 아픈 느낌이 나도록 힘을 주어 주물러야 효과가 크다. 또 물을 많이 마시고 가벼운 운동을 하면 쓸개염에 좋다.

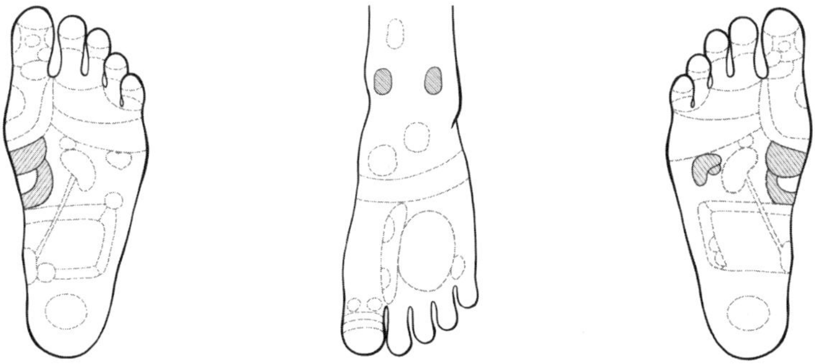

몸에 돌이 생겼을 때

몸에 있는 돌을 흔히 '결석' 이라 부른다. 진짜 돌이라기보다는 몸 안에서 이런저런 찌꺼기들이 뭉쳐 단단한 덩어리를 이룬 것을 말한다. 처음 생겼을 때는 아무 증세가 없기도 하지만, 크기가 조금 커지거나 생긴 위치가 좋지 않으면 결석이 있는 곳이 쥐어짜듯이 아프다.

몸에 결석이 있을 때에는 기름진 것을 피하고 담백한 음식을 먹는 것이 좋으며, 깨끗한 물을 많이 마신다. 가벼운 운동을 곁들이면 더 좋다.

결석을 고치고 싶을 때는 기본으로 콩팥과 수뇨관, 방광 반응구역을 잘 주물러 주어야 한다. 그리고 결석이 어디에 있느냐에 따라 조금씩 더 신경 써서 주물러야 할 구역이 있다. 모두 해당 반응구역이 아플 정도로 힘을 주어 자극해야 효과가 있다.

- 방광에 결석이 있을 때 — 당연하지만 방광 반응구역을 더 세심하게 주물러 준다.

- 콩팥과 수뇨관에 결석이 있을 때 — 수뇨관 반응구역을 선을 따라 골고루 자극해 준다. 집게손가락을 오므려 발꿈치 쪽으로 눌러서 밀어 주는데 힘을 고루 주어 미끄러지지 않게 한다.

- 쓸개에 결석이 있을 때 — 콩팥, 수뇨관, 방광 구역과 더불어 간, 쓸개, 지라, 췌장, 복부림프 반응구역을 함께 주물러 준다.

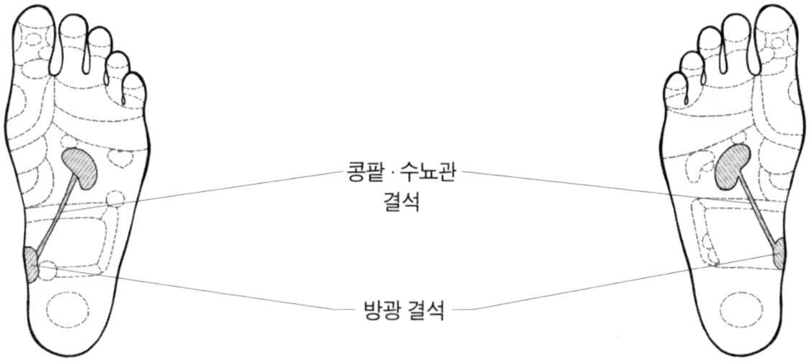

방광, 콩팥, 수뇨관 결석일 때

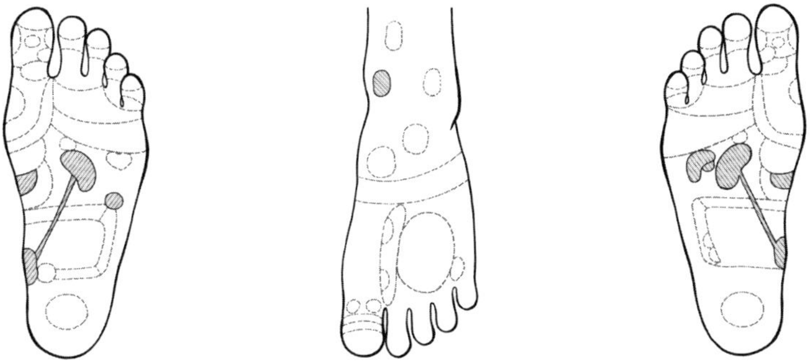

쓸개 결석일 때

폐렴

폐렴은 폐에 염증이 생기는 병으로 기침이 심하게 난다. 그래서 숨 쉬기도 어렵고 기침 때문에 가슴까지 뻐근해진다. 몸에서 열이 나는데도 오히려 오슬오슬 추워지기도 한다.

폐렴에는 폐·기관지 반응구역을 중심으로 부신, 지라, 간, 목·어깨림프, 흉부림프 반응구역을 주물러 준다. 그리고 발등 쪽 발목 가운데에 있는 둥근 부분도 함께 주물러 준다. 목·어깨림프와 복부림프 사이에 있는데 이곳을 주무르면 폐와 기관지가 튼튼해진다. 기본 구역을 골고루 잘 주무른 다음, 반응구역을 3분씩 힘을 주어 주무르고, 다시 기본 구역을 골고루 주무르는 것으로 마무리한다.

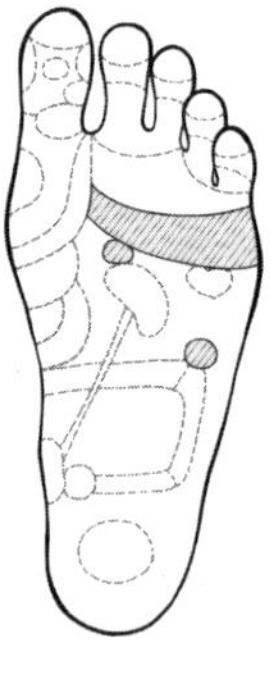

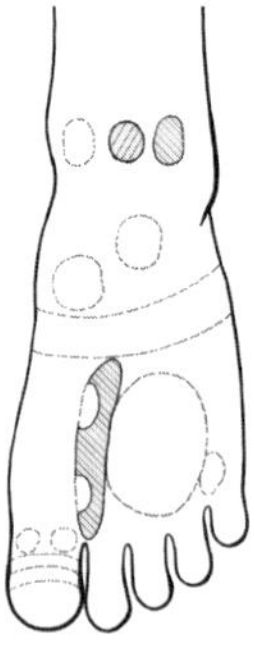

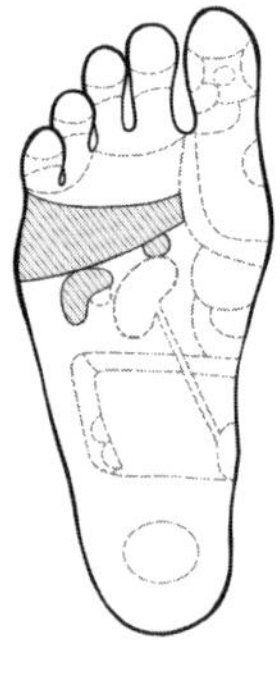

폐공기증

폐공기증(폐기종)은 폐에 공기가 차서 정상보다 훨씬 크게 늘어나는 병이다. 그래서 숨 쉬기가 어렵고 기침이 나면서 가슴이 답답해진다. 한번 손상된 폐는 원래대로 되기가 힘들기 때문에 처음부터 걸리지 않게 조심해야 한다. 이미 걸린 사람은 몸을 늘 따뜻하게 하고 차거나 매운 음식, 날것이나 비린 음식을 삼가는 것이 좋다.

폐공기증에 걸렸을 때는 폐·기관지 반응구역과 부신, 콩팥, 지라, 흉부림프 반응구역을 주물러 주면 기침이 가라앉고 숨 쉬기가 편해진다. 먼저 기본 구역을 잘 주무른 다음, 반응구역을 3분씩 힘주어 주무르고 나서, 기본 구역을 다시 잘 주무른다.

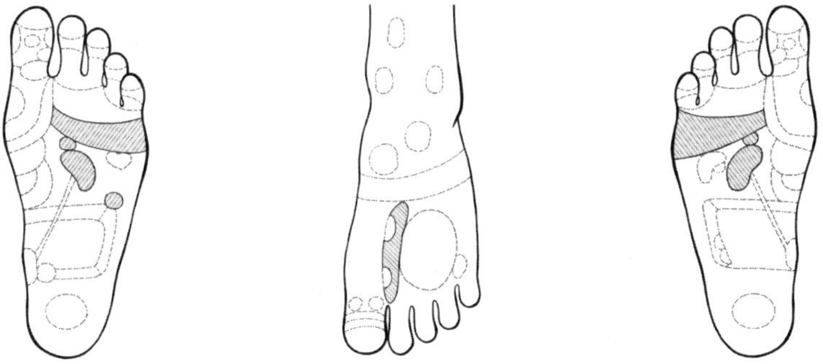

기관지염

폐와 기관지

기관지염은 세균이나 바이러스, 먼지 같은 것 때문에 기관지벽에 염증이 생기는 병이다. 남자가 여자보다 더 많이 걸리는데 담배를 피우는 것이 기관지염이 생기는 큰 원인의 하나이기 때문이다. 감기를 자주 앓거나 호흡기가 약한 사람도 잘 걸린다.

기관지염에는 폐·기관지, 부신, 지라 반응구역을 주물러 주면 좋다. 발등 쪽 발목 가운데에 있는 둥근 부분도 주물러 준다. 복부림프와 목·어깨림프 사이에 있다. 이곳을 눌러 주면 폐와 기관지가 튼튼해져서 좋다. 각 구역을 저마다 3분씩 아픈 느낌이 들 때까지 힘주어 주무른다.

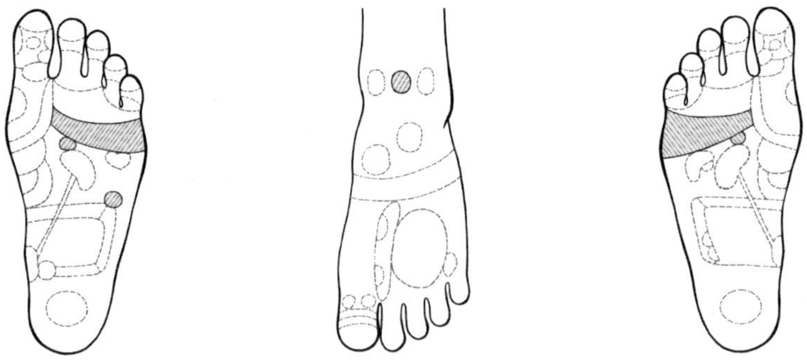

천식

천식은 기관지에 경련이 일어나면서 숨이 가빠지고 기침이 나는 병이다. 계절이 바뀌거나 추울 때, 새우나 비린 물고기를 먹었을 때, 먼지나 동물 털 부스러기가 날릴 때 잘 생기며 세균이나 바이러스 때문에도 생긴다. 숨 쉬기가 힘들기 때문에 몹시 고통스러운 병이다.

천식에 걸렸을 때는 폐·기관지 반응구역을 비롯해 부갑상샘, 콩팥, 지라, 부신, 목·기관지·성대, 흉부림프 반응구역을 주물러 주는 것이 좋다. 천식 발작이 있을 것 같다 싶을 때 발을 따뜻하게 하고 발바닥에 있는 용천혈을 자극하는 것도 아주 좋은 방법이다.

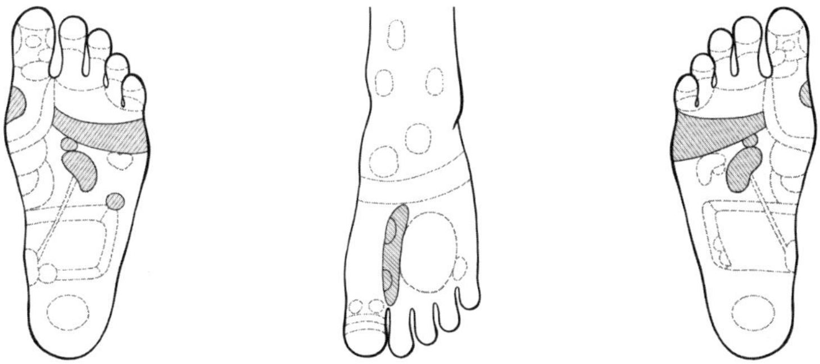

당뇨병

췌장

당뇨병은 당분이 몸에 흡수되지 못하고 오줌으로 그대로 나가 버리는 병이다. 당분을 분해하는 효소인 인슐린이 모자랄 때에 생긴다. 초기에는 크게 위험하지 않지만 점차 병이 깊어지면 합병증이 생겨 손발에 감각이 없어지거나 시력이 나빠지고, 심하면 눈이 멀거나 발이 썩기도 한다.

당뇨병에 걸렸을 때는 췌장 반응구역을 비롯해 머리, 위, 십이지장, 지라, 콩팥, 부신, 방광, 목·어깨림프, 복부림프 반응구역을 3분씩 힘을 주어 주물러 준다. 처음과 마지막에 기본 반응구역을 주무르는 것도 잊지 않는다. 발 주무르기는 초기나 중간 단계 당뇨병 환자들에게 효과가 크다.

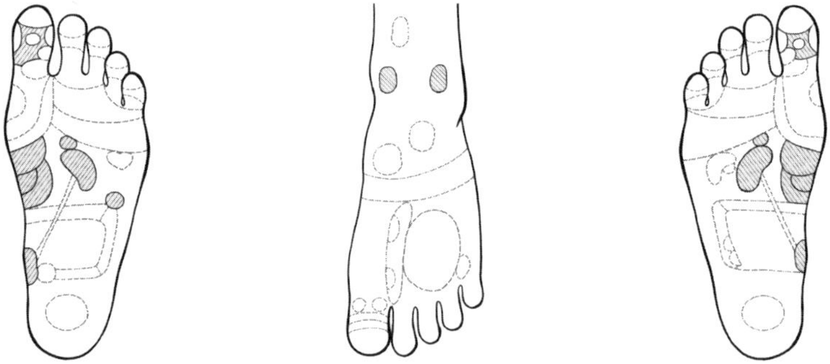

췌장염과 만성 췌장염

췌장

췌장염(이자염)은 췌장에 염증이 생기는 병으로 지방을 지나치게 많이 먹거나, 술을 많이 마시거나, 쓸개에 결석이 있거나 할 때 잘 생긴다. 배가 몹시 아프면서 소화도 잘 안 되고, 설사와 변비가 반복되거나, 피가 나기도 한다.

췌장염이 있을 때는 발바닥에 있는 췌장 반응구역을 눌러 주면 좋다. 만성 췌장염일 때는 췌장 반응구역과 더불어 위, 십이지장, 콩팥, 수뇨관, 방광 반응구역까지 함께 눌러 주면 효과가 더욱 크다. 발을 잘 쓰다듬은 다음에, 반응구역을 누르면서 비벼 주고, 다시 발을 잘 주물러서 마무리한다.

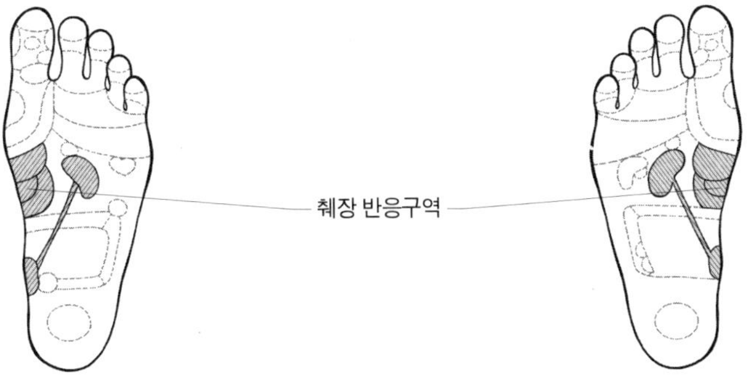

이질

이질은 흔히 '시겔라균' 이라 불리는 세균이 몸에 들어와 생기는 전염병이다. 여름과 가을에 많이 생기는데 배가 아프고 열이 나면서 설사를 좍좍 한다. 나중에는 설사에 피와 고름이 섞여 나오기도 한다.

이질에 걸렸을 때는 작은창자, 오름창자, 가로창자, 내림창자, 곧은창자, 목·어깨림프, 복부림프 반응구역을 자극하는 것이 좋다. 발을 따뜻하게 주무른 다음에 반응구역들을 아프고 저린 느낌이 있을 때까지 힘주어 자극한다. 다시 발을 따뜻하게 주무르는 것으로 마무리한다.

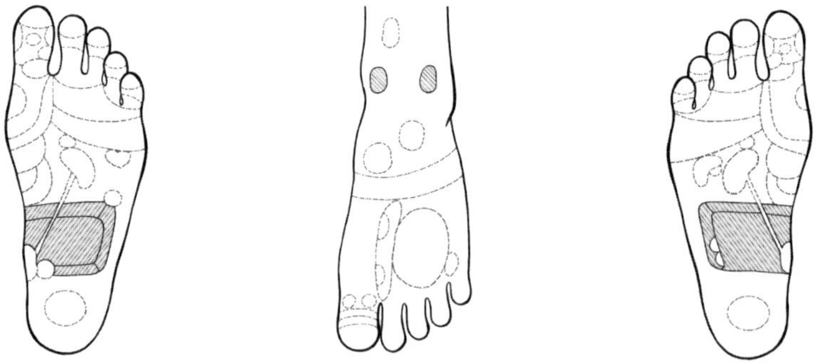

설사

설사는 큰창자나 작은창자가 제 구실을 못해서 묽은 똥이 좍좍 나오는 병이다. 찬 것을 많이 먹거나, 술이나 상한 음식을 먹었을 때, 세균에 감염되거나 스트레스가 많을 때 잘 걸린다. 평소 설사를 자주 하는 사람은 맵거나 기름진 음식을 피하고 늘 몸을 따뜻하게 하는 것이 좋다.

설사에는 위 반응구역을 비롯해 십이지장, 간, 지라, 오름창자, 내림창자, 가로창자, 복부림프 반응구역을 자극하면 잘 낫는다. 기본 구역을 골고루 잘 주무른 다음, 반응구역들을 힘주어 누르면서 주물러 주고, 마지막으로 다시 기본 구역을 잘 주물러 준다.

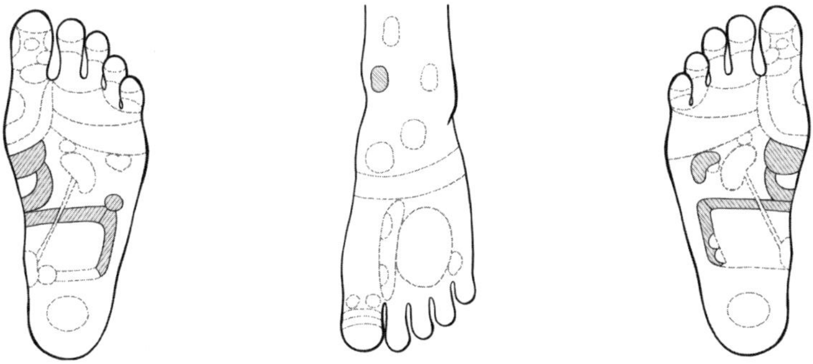

변비

변비는 똥이 장에 오래 머물면서 딱딱하게 마르고 굳어지는 병이다. 그래서 흔히 '뒤가 굳는 병' 이라고 한다. 변비를 앓는 사람은 물을 많이 마시는 것이 좋다. 아침에 물을 500~1000밀리리터쯤 미지근하게 데워서 소금을 한 숟가락 타서 마시면 화장실을 시원하게 갈 수 있다. 하지만 장이 지나치게 자극을 받을 수 있으니 자주 하지는 않는 편이 좋다.

변비에 걸렸을 때는 곧은창자 반응구역을 비롯해 오름창자, 가로창자, 내림창자, 항문·곧은창자 반응구역을 자극해 준다. 반응구역을 아프고 저린 느낌이 있을 때까지 힘주어 누르면서 주물러 준다. 몇 번만 잘 주물러 줘도 효과가 나타난다.

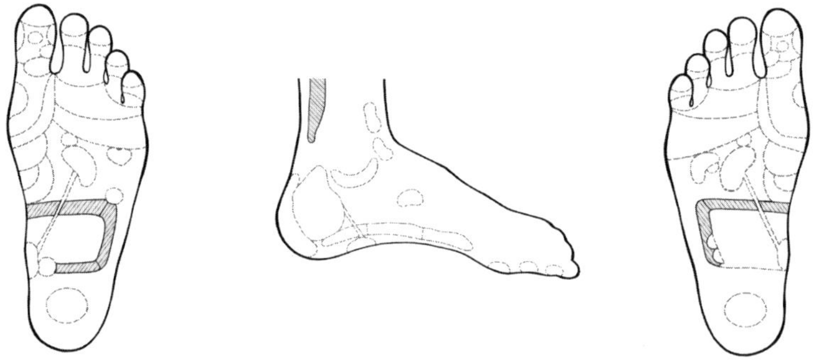

장염

장염은 말 그대로 장에 염증이 생기는 병이다. 흔히 소장, 곧 작은창자에 생기는 염증을 이르는데 배가 쌀쌀 아프면서 설사나 구토를 하기도 한다. 술을 많이 먹거나, 세균에 감염되거나, 밥을 지나치게 많이 먹을 때도 잘 걸린다.

장염에는 작은창자와 내림창자 반응구역을 주물러 주면 좋다. 특히 내림창자 반응구역은 왼발에만 있는데, 변비나 설사가 날 때도 이 구역을 자극하면 좋다. 자극할 때는 주먹을 쥐고 뾰족하게 꺾인 집게손가락 관절로 힘껏 누르면서 긁어 준다. 발가락에서 발꿈치 쪽으로 3~4번 긁어 주면 된다.

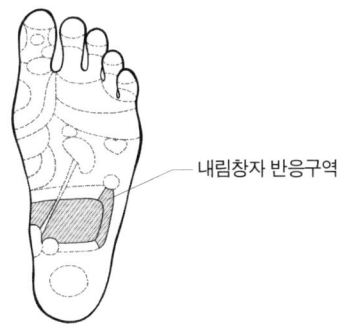

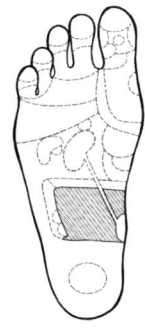

콩팥에 병이 있을 때

콩팥에서 가장 흔하게 생기는 병은 콩팥염(신장염)과 콩팥 깔대기염(신우신염)이다. 콩팥염은 콩팥에 염증이 생기는 것으로 몸이 붓고 혈압이 높아진다. 콩팥 깔때기염은 오줌을 모았다가 방광으로 내보내는 구실을 하는 콩팥 깔때기에 염증이 생기는 병이다.

콩팥을 튼튼하게 하려면 콩팥 반응구역을 비롯해 수뇨관, 방광, 지라, 간, 부신, 폐·기관지, 복부림프 반응구역을 주물러 주면 된다. 발을 주무르고 나서는 꼭 누워서 쉬어 준다. 발 주무르기를 하고 나면 오줌이 많이 나오고 오줌 냄새도 짙어지는데 나쁜 독소가 빠져나가는 것이니 오히려 좋은 일이다. 만성 콩팥염이나 콩팥 깔때기염은 3~5달 꾸준히 치료해 준다.

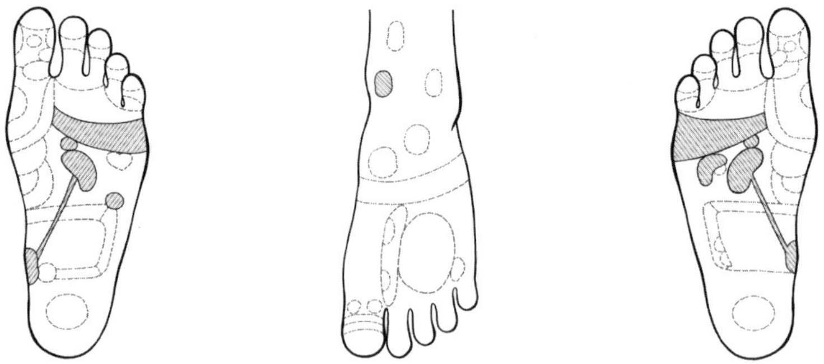

오줌을 누기 힘들 때

콩팥과 방광

오줌이 당최 시원하게 나오지 않고, 다 누고 나서도 뭔가 남아 있는 듯 불쾌할 때가 있다. 흔히 콩팥이나 방광이 제 구실을 못하거나, 요도(오줌길) 같은 곳에 병이 있을 때 이렇게 오줌을 누기 힘든 '배뇨 곤란증'이 생긴다.

오줌이 잘 안 나올 때는 먼저 기본 구역을 중심으로 발을 잘 주물러 준 다음에 콩팥 반응구역을 비롯해 방광, 수뇨관, 간, 지라, 음경·음도·요도, 자궁·전립샘, 폐·기관지 반응구역을 주물러 준다. 이때 반응구역은 집게손가락을 구부려 저리고 아플 때까지 힘주어 누르면서 주물러야 효과가 크다. 마지막으로 발을 다시 잘 주무르면 된다.

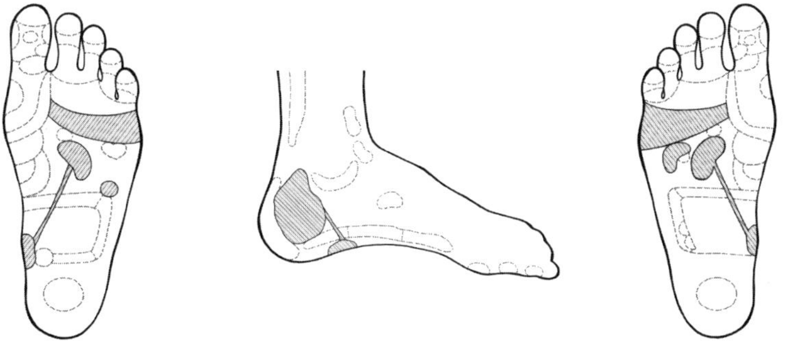

오줌이 저절로 나올 때

콩팥과 방광

기침을 할 때 자기도 모르게 오줌이 찔끔 나오거나, 오줌 마려운 것을 도무지 참기가 힘들어 지릴 때가 있다. 흔히 '요실금' 이라 불리는 이 병은 요도가 막히거나 방광이나 요도가 제 구실을 못해서 생긴다. 요실금에 걸리면 기침을 하거나, 크게 웃거나, 힘을 쓰거나, 재채기를 하거나 해서 배에 압력이 조금만 들어가도 오줌이 저절로 나온다. 출산을 한 중년 여자들이 많이 걸린다.

요실금을 고치려면 방광 반응구역과 수뇨관, 콩팥, 음경·음도·요도, 자궁·전립샘, 뇌하수체 반응구역을 주물러 주어야 한다. 처음과 끝에 기본 반응구역을 골고루 주물러 주는 것도 잊지 말자. 꾸준히 주무르다 보면 좋은 효과를 얻을 수 있을 것이다.

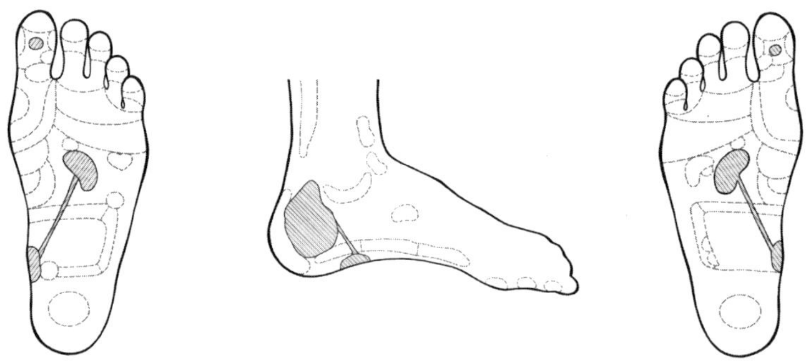

방광염

방광에 염증이 생기면 오줌이 자주 마려우면서 오줌을 눌 때 몹시 아프다. 오줌 빛깔도 탁한데 세균이나 바이러스, 기생충 때문에 잘 생긴다. 특히 여자가 남자보다 잘 걸리는데 여자는 요도가 짧아서 세균에 쉽게 감염되기 때문이다.

방광염이 있을 때에는 방광 반응구역을 비롯해 콩팥, 수뇨관, 지라, 음경·음도·요도 반응구역을 주물러 주는 것이 좋다. 반응구역을 주무르는데 저리고 아픈 느낌이 없으면 효과가 떨어지니 3분씩 힘을 주어 꽉꽉 주무른다. 발등 쪽 발목 둘레도 함께 힘껏 주물러 주어야 효과가 크다. 방광염이 있을 때에는 물을 많이 마시는 것이 좋다.

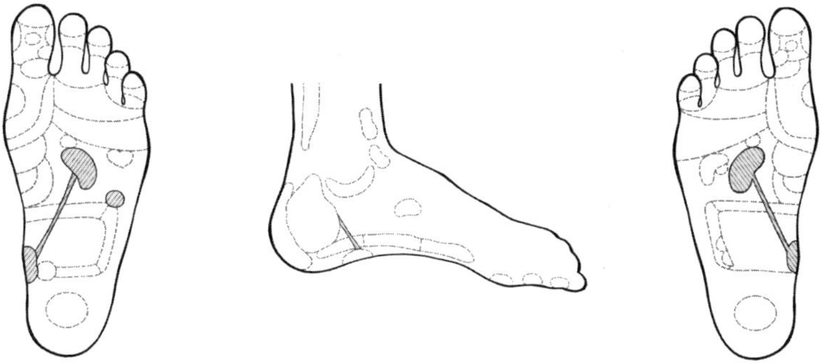

아이가 밤에 오줌을 지릴 때

콩팥과 방광

아이가 서너 살이 지나고도 오줌을 잘 가리지 못하고, 특히 밤에 잘 때 자주 오줌을 지린다면 혹시 병이 아닌지 의심해 봐야 한다. 밤에 오줌을 잘 못 가리는 병을 '야뇨증' 이라고 하는데, 콩팥이나 방광이 제 구실을 못할 때 잘 생긴다.

야뇨증에 걸린 아이는 흔히 새끼발가락이 가늘고 약하면서 만지면 몹시 아파한다. 새끼발가락에 방광경이 이어져 있기 때문에 방광이 나쁜 것이 그대로 발에도 나타나기 때문이다. 따라서 새끼발가락과 방광경의 정혈인 지음혈을 꾸준히 자극해 주어야 한다. 또 방광과 콩팥, 수뇨관 반응구역을 3~5분씩 누르면서 비벼 주면 좋다. 증상이 나을 때까지 꾸준히 자극한다.

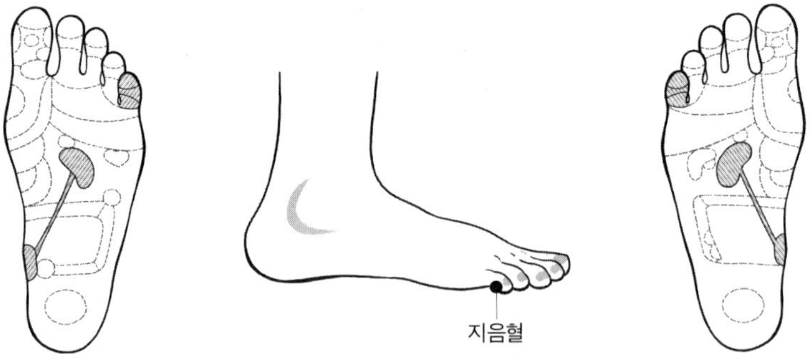

정액이 샐 때

다 자란 성인 남자가 자기도 모르게 정액이 몸 밖으로 새어 나와 곤란할 때가 있다. 이는 생식기가 제 구실을 못해 정액을 제때에 가두지 못해서 일어나는 것으로 병의 하나이다. 대개 몸이 허약하거나 신경이 날카로운 사람, 전립샘염이나 정낭염에 걸린 사람에게 잘 나타난다.

정액이 샐 때는 발뒤꿈치와 발 바깥쪽에 있는 생식샘 반응구역과 심장, 간, 지라, 콩팥, 위 반응구역을 자주 꼼꼼하게 주물러 주는 것이 좋다. 매일 밤 잠자기 전에 50~60도로 데운 뜨거운 물에 발을 담그고 10분쯤 족욕을 해도 이 병을 낫게 하는 데 아주 좋다.

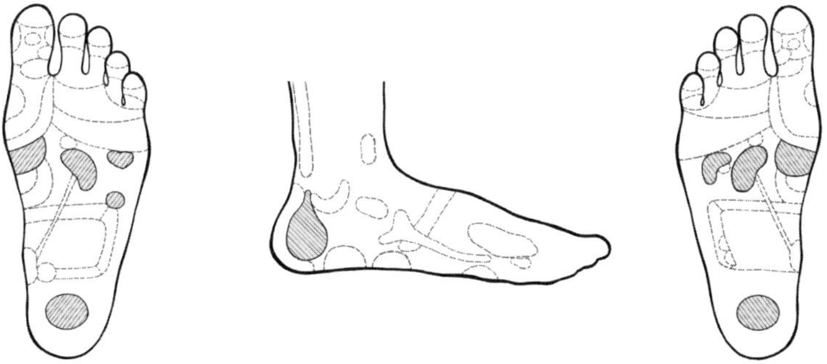

발기불능과 조루

발기불능은 남자의 음경이 일어서지 않거나 일어서도 힘이 없어 성 행위를 잘 못하는 병이다. 이에 견주어 조루는 음경이 너무 급하게 일어서서 행위가 빨리 끝나 버리는 병을 이른다. 둘 다 제대로 성 행위를 할 수 없는 것은 마찬가지인데, 되도록 초기에 병을 잡아야 더 심해지지 않는다.

발기불능이나 조루일 때는 생식샘 반응구역과 뇌하수체, 부신, 콩팥, 음경·음도·요도, 자궁·전립샘, 사타구니 반응구역을 주물러 주면 좋다. 한 손으로 발을 잡고 다른 한 손은 주먹을 쥔 채 구부러진 집게손가락 뾰족한 첫 번째 관절 끝에 힘을 주어 누르면서 주무르면 된다. 먼저 기본 반응구역을 주무른 다음, 해당 반응구역을 주무르고, 다시 기본 반응구역을 주물러 마무리한다. 반응구역이 저리고 아픈 느낌이 들 때까지 주물러야 효과가 있다. 꾸준히 20번쯤 하면 효과를 볼 수 있다.

무엇보다 발기불능과 조루는 심리적인 원인도 크니 혹여 금방 낫지 않는다 하더라도 너무 부담감을 가지지 말고 마음을 편히 갖는 것이 좋다.

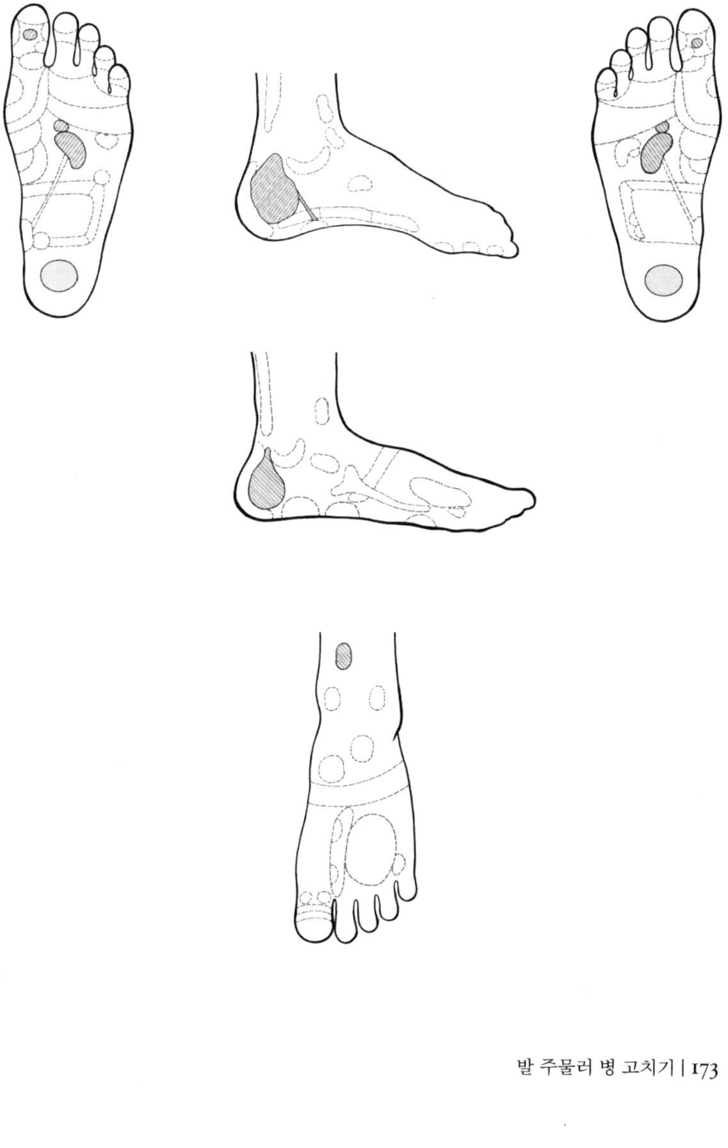

전립샘에 병이 있을 때

전립샘(전립선)에 가장 흔하게 생기는 병은 전립샘염과 전립샘 비대증이다. 전립샘염은 말 그대로 전립샘에 염증이 생기는 병이고, 전립샘 비대증은 전립샘이 늘어나서 여러 가지 병이 생기는 것이다. 둘 다 오줌이 잦으면서 오줌 줄기가 가늘고 오줌을 누기가 힘들어진다.

전립샘에 병이 있는 사람은 생식기가 눌리지 않도록 오랫동안 차를 타거나 앉아 있는 것을 피해야 한다. 또 맵거나 짠 자극성 있는 음식 대신에 검은콩이나 녹두, 해산물, 잉어 같은 담백한 음식을 먹는 것이 좋다. 술을 될 수 있으면 하지 않고, 성 생활을 멈추지는 말되 너무 지나치게 하는 것도 삼가야 한다. 또 매일 밤 따뜻한 물로 생식기를 15~20분쯤 씻어 주는 것도 전립샘 건강에 도움이 된다.

전립샘이 아플 때에는 자궁·전립샘 반응구역을 비롯해 콩팥, 수뇨관, 방광, 부신, 음경·음도·요도, 복부림프, 엉치등뼈 반응구역을 골고루 잘 주물러 준다. 날마다 10분쯤 주무르면 일주일쯤 지나면서 효과가 나타난다. 다만 권태감이 조금 생길 수 있는데 병이 나으면서 차차 사라지니 걱정할 필요는 없다.

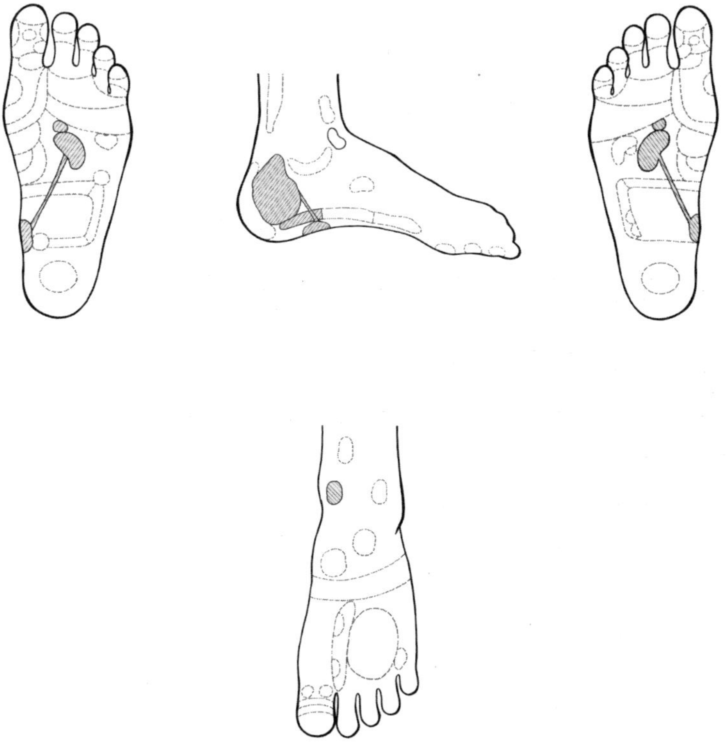

전립샘에 좋은 담뱃불 뜸

전립샘이 약하거나 전립샘에 병이 있을 때에는 따뜻하게 뜸을 떠 주는 것도 좋은 방법의 하나이다. 쑥뜸을 구하기가 힘들다면 주위에서 흔하게 구할 수 있는 담배나 향(또는 모기향)으로 뜸을 떠도 좋다.

담뱃불 뜸이나 향 뜸을 뜨려면 먼저 담배나 향에 불을 붙인다. 그리고 뜸을 뜰 자리에 갖다 댔다가 뜨거우면 잠깐 떼고, 다시 댔다가 또 떼고, 다시 댔다가 또 떼고 하는 것을 6~7번 되풀이하면 된다.

날마다 밤에 자기 전에 앞 쪽에서 나온 자궁·전립샘, 콩팥, 수뇨관, 방광, 부신, 음경·음도·요도, 복부림프, 엉치등뼈 반응구역에 따뜻하게 뜸을 떠 주면 전립샘에 아주 좋다.

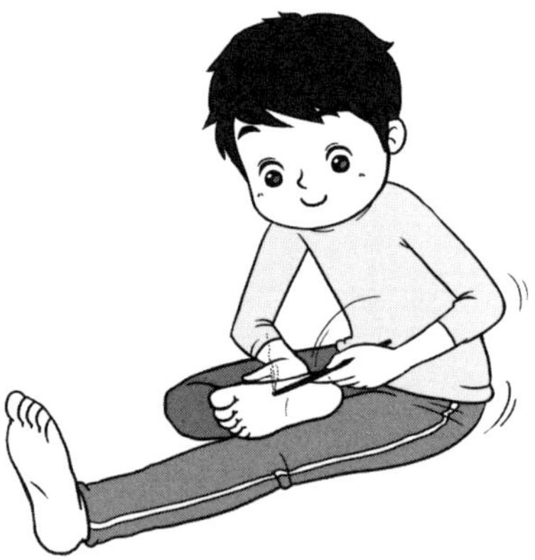

성 기능이 떨어질 때

생식기(남)

나이를 먹거나 몸이 허약해지면 흔히 성 기능이 떨어진다. 스트레스가 심하거나, 고민이 많거나, 신경을 지나치게 쓰는 것도 성 기능이 떨어지는 큰 이유가 된다.

성 기능이 떨어질 때는 발바닥에 있는 용천혈과 엄지발가락을 자극한다. 용천혈은 몸에 생명력과 활기를 주고, 엄지발가락에는 성 기능에 관계하는 간경과 비경이 지나가기 때문이다. 특히 엄지발가락 끝을 힘주어 자극하면 좋다. 발바닥 아랫부분에 있는 생식샘 반응구역도 함께 자극해 준다. 주먹을 쥐고 뾰족 솟은 집게손가락 관절로 3~4번 눌러 주면 된다.

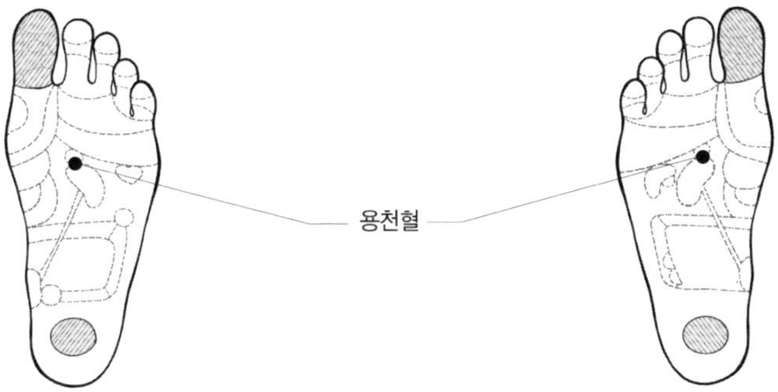

갱년기 장애

갱년기는 몸이 성숙기에서 노년기로 접어드는 때로, 흔히 여자 나이 쉰 살이 되어 자연스럽게 월경이 끊기는 때를 이른다. 이때에는 여성 호르몬이 줄어들면서 여러 가지 병증들이 나타난다. 열이 나면서 어지럽거나, 가슴이 두근거리고, 걸핏하면 화가 나고, 살갗이 저리거나 개미가 기어 다니는 듯한 느낌을 받기도 한다.

갱년기를 잘 보내려면 생식샘 반응구역과 머리, 목, 뇌하수체, 갑상샘, 부신, 췌장, 복강신경총, 자궁·전립샘 반응구역을 자주 주물러 주는 것이 좋다. 먼저 기본 구역을 중심으로 발을 따뜻하게 주무른 다음, 반응구역을 집게손가락을 구부려 힘 있게 3~4번씩 눌러 주고, 다시 기본 구역을 주무르는 것으로 마무리한다.

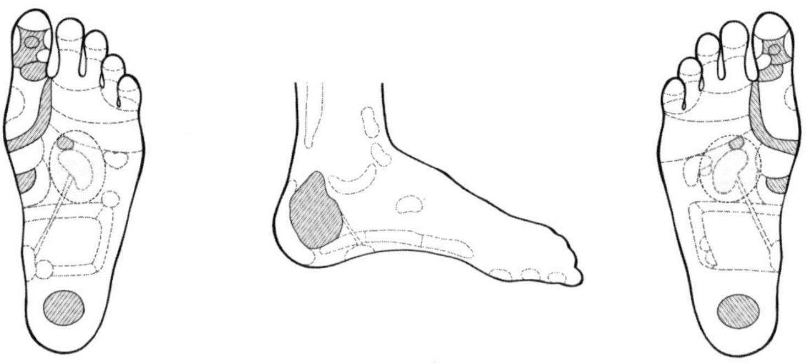

냉병

냉병(냉증)은 흔히 아래가 찰 때 잘 걸리는 병이다. 손발이 차고, 아랫배가 싸늘하면서 식은땀이 많이 나고, 그리 추운 날씨가 아닌데도 오들오들 떨기도 한다. 여자가 남자보다 많이 걸리는데 몸이 차거나 피가 잘 안 돌 때, 소화가 잘 안 되거나 몸이 쇠약할 때 더 심하다.

냉병에는 용천혈과 지음혈, 새끼발가락과 발바닥 한가운데 족심을 주물러 준다. 용천혈은 생명력을 높여 주고, 족심은 몸에 활기를 되찾아 준다. 또 방광경의 정혈인 지음혈은 몸의 수분을 조절해 주어 좋다. 발을 잘 쓰다듬은 다음, 새끼발가락과 혈자리를 3~5분쯤 누르면서 비비고, 발 전체를 잘 주물러서 마무리한다.

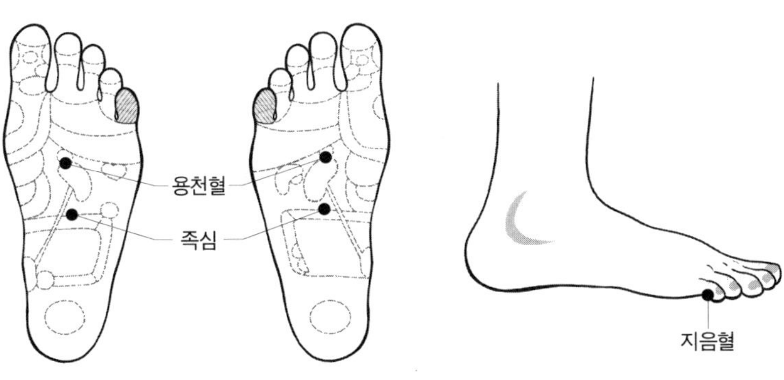

월경통

월경을 앞뒤로 해서 아랫배가 쥐어짜듯 아프고 당기는 경험은 여자라면 거의 다 해 봤을 것이다. 너무 아파서 기절을 하거나 바닥을 데굴데굴 구르면서 앓기도 한다. 흔히 기혈이 막히거나, 자궁이 제 구실을 못하거나 약할 때 잘 생긴다.

월경통에는 생식샘 반응구역과 콩팥, 뇌하수체, 사타구니, 아랫배 반응구역을 주물러 주는 것이 좋다. 먼저 기본 반응구역을 잘 주무른다. 그 다음에 해당 반응구역을 주무르는데 콩팥 구역을 잘 누른 다음, 뇌하수체와 사타구니 반응구역을 주물러 주고, 마지막으로 생식샘과 아랫배 반응구역을 가장 정성껏 힘을 주어 주무른다. 다시 기본 반응구역을 주물러 따뜻하게 마무리한다. 월경이 오기 일주일쯤 전부터 하기 시작해 월경이 시작되면 멈추는 것이 좋다.

월경통이 심한 사람은 늘 몸을 따뜻하게 해야 한다. 평소 찬 바닥에 앉지 말고, 꽉 끼는 바지나 짧은 치마 같은 것도 입지 않는 것이 좋다. 술과 담배는 삼가고, 커피보다는 녹차를 마시는 습관을 기른다. 또 날마다 따뜻한 물에 발을 한두 번씩 씻어 주어도 차고 나쁜 기운이 덜어져 월경통을 예방할 수 있다.

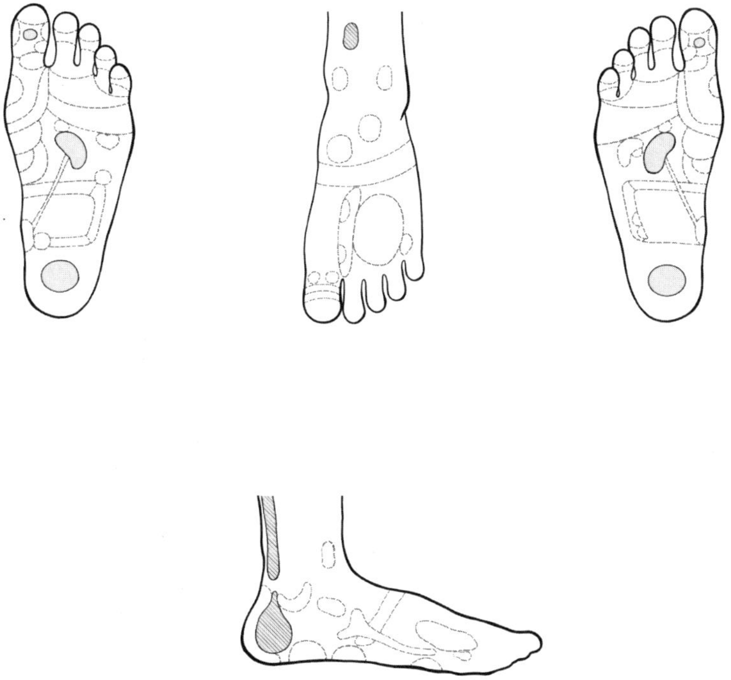

월경불순

월경불순은 월경을 하는 주기가 규칙적이지 않은 것을 이른다. 곧 월경이 지나치게 빨리 돌아오거나 지나치게 늦게 돌아오면 월경 주기에 문제가 있는 것이다.

보통 정상적인 여자의 월경 주기를 25~30일쯤으로 본다. 이보다 2~3일씩 차이가 나도 규칙적으로 달마다 빼놓지 않고 한다면 크게 문제는 없다. 하지만 주기가 일주일씩 당겨지거나 미뤄지고 또는 그 이상이 넘어가게 되면 월경불순으로 봐야 한다. 자궁이 있는 아랫배가 차고 냉하거나, 몸이 약하고 스트레스가 많을 때 이렇게 월경이 불순해진다.

월경불순에는 자궁·전립샘 반응구역을 비롯해 아랫배, 생식샘, 뇌하수체, 갑상샘, 콩팥, 부신, 복강신경총 반응구역을 주물러 주는 것이 좋다. 먼저 기본 구역을 주무르고, 해당 구역을 주무른 다음, 다시 기본 구역을 주물러 마무리한다.

주무를 때는 주먹을 쥐고 집게손가락 관절로 반응구역을 3~5번씩 힘주어 누르거나, 발꿈치에서 발가락 방향으로 5~6번씩 들어 올리는 느낌으로 밀어 준다. 아프고 저린 느낌이 있을 때까지 해야 효과가 크다. 월경이 오기 일주일쯤 전에 하기 시작해 월경이 시작되면 멈춘다.

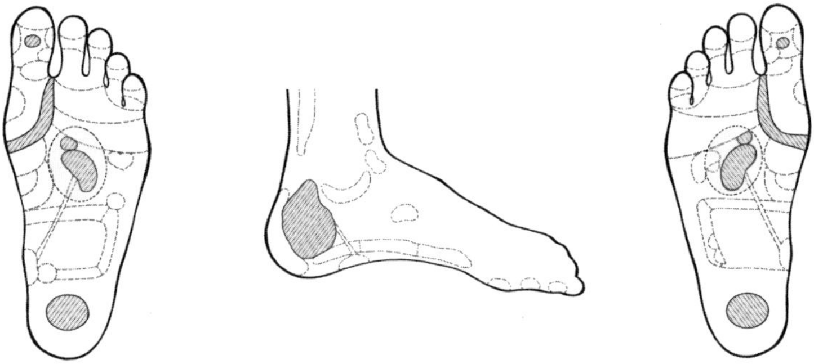

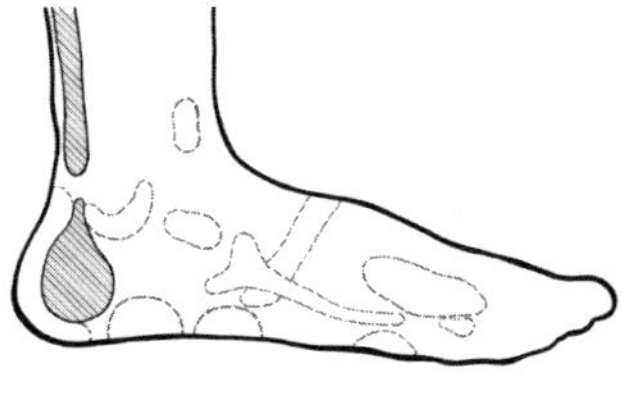

월경불순이 생기는 여러 가지 까닭

월경불순은 월경 주기나 빛깔, 양에 따라 여러 가지 증세로 나타난다. 그 증세에 따라 월경불순이 생기는 이유도 다 다른데, 다음에 월경불순의 증세와 이유를 6가지로 나눠 정리해 보았다. 자기가 어떤 경우인지 알아보고 그에 맞는 반응구역을 찾아 주물러 주면 훨씬 좋아질 것이다.

1. 월경 주기가 앞당기거나 미뤄지고, 양도 많거나 적거나 해 들쑥날쑥하면서, 빛깔이 자줏빛이 나고 핏덩이가 섞이는 경우 — 간의 기운이 막히거나 뭉쳐 있기 때문이다.

2. 월경 주기가 앞당겨지면서 양은 조금 많거나 정상이고, 빛깔이 선홍색에 끈끈하며, 입술이나 얼굴이 벌겋게 달아오르는 경우 — 몸 안에서 뜨거운 피가 제멋대로 돌기 때문이다.

3. 월경 주기가 미뤄지면서 양이 정상이거나 적고, 빛깔은 붉은색을 띠고, 아랫배가 차고 아프면서, 얼굴이 푸른빛을 띠고 입술이 어두워지는 경우 — 자궁의 기운이 차가워 한곳에 뭉쳐 있기 때문이다.

4. 월경 주기가 당겨지거나 미뤄지기도 하고, 양도 많거나 적거나 하고, 아랫배가 붓고 아프면서 핏덩이가 나오는데, 핏덩이가 나오면 아픔이 덜어지는 경우 — 어혈이 속을 막았기 때문이다.

5. 월경 주기와 양이 늘어났다 줄어들었다 하고, 심지어 없어지기도 하면서, 빛깔이 연한 붉은색을 띠고, 얼굴이 누렇게 뜨며 피로해 보이는 경우 — 지라가 약하기 때문이다.

6. 월경 주기와 양이 늘어났다 줄어들었다 하고, 빛깔은 빨갛고 걸쭉하면서, 볼이 불그레해지고 손바닥과 발바닥이 따갑고 갑갑해서 잠을 잘 못 자는 경우 — 가슴이 답답하고 어지럼증이 있기 때문이다.

• 월경불순에 좋은 익모초와 하고초

월경불순이 잘 낫지 않고 계속 아플 때에는 익모초와 하고초로 만든 약을 쓰면 좋다. 익모초는 예로부터 여자에게 좋은 약재로 귀히 써 왔고, 꿀풀의 이삭을 말린 하고초 또한 여자에게 좋은 약재이다. 이 두 가지로 월경불순을 고쳐 보자.

준비물: 익모초 60그램, 하고초 30그램

하는 법: 익모초와 하고초를 보드랍게 갈아 맑은 물을 적당히 섞어 고약처럼 만든다. 생풀을 직접 구했다면 짓찧어서 풀처럼 만든다. 두 발 용천혈에 약초 이긴 것을 붙인다. 3~5일 동안 날마다 한 번씩 붙여 준다.

효과: 몸을 맑게 하고 피를 잘 돌게 한다. 월경불순이나 월경통에 좋다.

월경이 끊기거나 없을 때

생식기(여)

여자 나이 열여덟 살을 넘었는데도 월경이 없거나, 월경을 석 달이 넘게 하지 않았거나 하면 꽤 큰 병으로 친다. 그만큼 여자에게 월경은 중요하기 때문이다. 월경이 없거나 끊기는 데에는 여러 가지 복잡한 원인이 있을 수 있으므로, 정확한 진단을 받는 것이 필요하겠다. 발 주무르기는 보조 수단으로 함께 쓰면 좋다.

먼저 발을 기본 구역을 중심으로 따뜻하게 잘 주무른 다음 생식샘과 뇌하수체, 갑상샘, 부신, 복강신경총, 콩팥 반응구역을 주무른다. 집게손가락을 구부려 뾰족하게 나온 관절로 4~6번 힘주어 누르면서 자극하면 된다. 다시 발을 따뜻한 느낌이 들도록 잘 주물러 마무리한다.

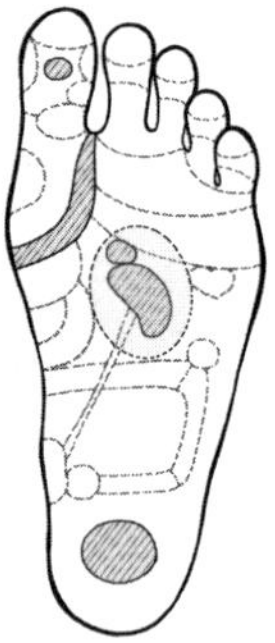

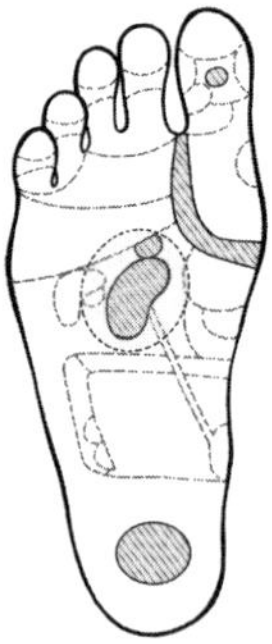

음부가 가려울 때

생식기(여)

음부 가려움증은 말 그대로 여자의 바깥 생식기인 외음부가 몹시 가려운 병을 이른다. 가려워서 긁다 보면 빨갛게 일어나거나 피가 나기도 하고, 엉덩이 뒤쪽이나 넓적다리까지 가려워지기도 한다. 신경을 많이 쓰거나, 아파서 오래 앓거나, 생식기에 병이 있을 때 잘 걸린다.

음부가 가려울 때는 자궁·전립샘 반응구역을 비롯해 부신, 콩팥, 수뇨관, 방광, 생식샘, 음경·음도·요도 반응구역을 잘 주물러 주면 증세가 가라앉는다. 주먹을 쥐고 집게손가락을 구부려 뾰족한 관절 쪽으로 반응구역을 힘주어 3~4번 누르면서 자극한다. 다 끝난 다음에는 발 전체를 잘 주물러 준다.

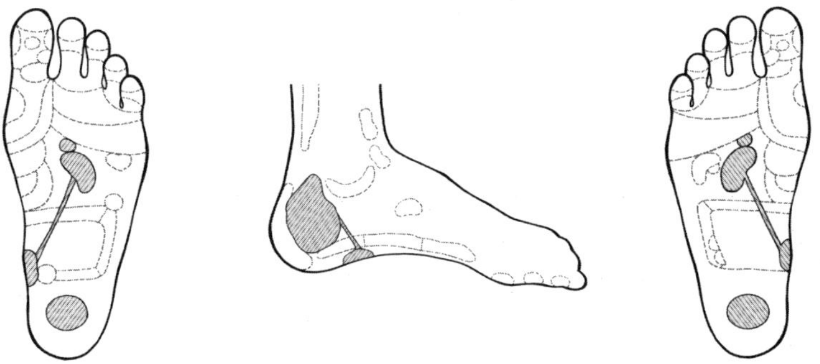

자궁에 종양이 있을 때

자궁, 곧 아기집은 아기가 생겨 자라는 기관으로 여자에게 아주 중요한 곳이다. 이곳에 종양이 생기는 것을 흔히 '자궁근종'이라 하는데, 병도 병이려니와 나중에 아기를 낳을 때 고생할 수 있으니 되도록 처음 발견했을 때 종양이 커지지 않도록 조심하는 것이 좋다.

하지만 지나치게 걱정할 필요는 없다. 자궁근종은 대개 양성인데다, 폐경기가 되면 자연스럽게 줄어들기 때문이다. 종양이 작고 아무런 느낌이나 증세가 나타나지 않는다면 따로 치료할 필요가 없다. 하지만 종양 크기가 꽤 되고, 골반에 심한 통증이 있거나 피가 자주 나는 경우라면 한번 검사를 받는 것이 좋겠다.

자궁에 혹이나 종양이 있을 때는 자궁·전립샘, 사타구니, 아랫배, 부신, 뇌하수체, 지라, 음경·음도·요도, 복부림프 반응구역을 자극한다. 기본 구역을 주무른 뒤, 반응구역을 주무르고, 다시 기본 구역을 주무르면 된다.

주무를 때는 엄지손가락과 집게손가락을 써서 반응구역을 저리고 아픈 느낌이 있을 때까지 힘주어 누르면서 주무른다. 발 주무르기를 할 때는 여성 호르몬 같은 약은 삼가야 한다.

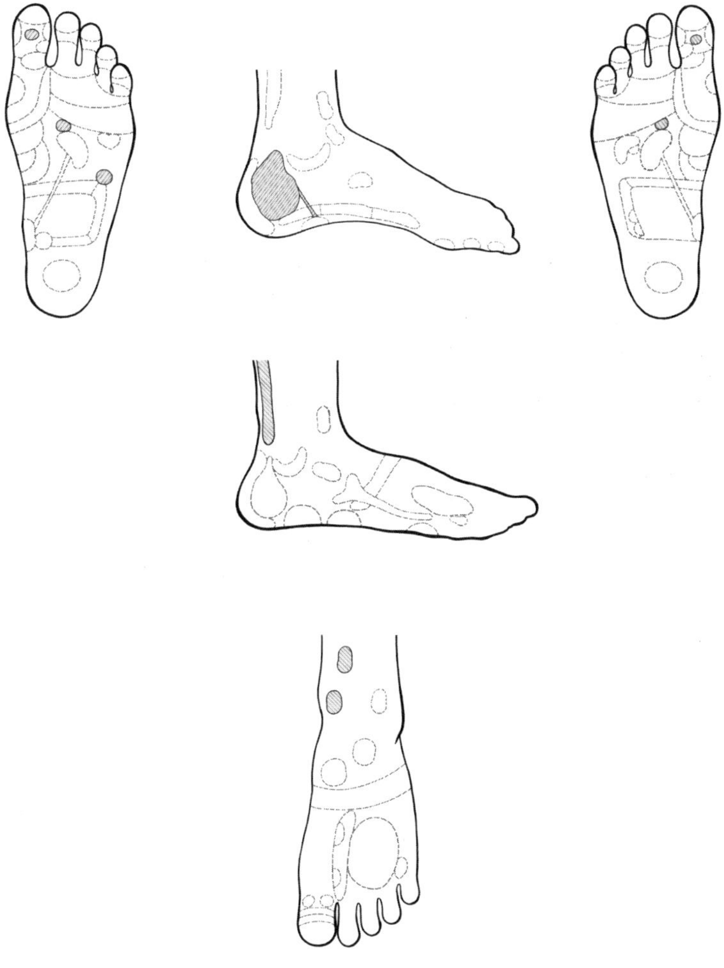

대하

생식기(여)

대하는 여자의 질에서 나오는 분비물인데, 이 대하가 지나치게 많이 나오거나 빛깔이 진하거나 냄새가 이상하면 생식기에 병이 있는 것이다. 심하면 두 발이 붓고 허리가 쑤시면서 오줌이 자주 마렵고 고약한 냄새가 나기도 한다.

대하로 앓을 때에는 자궁·전립샘과 음경·음도·요도, 콩팥 반응 구역을 주물러 주는 것이 좋다. 주무를 때는 주먹을 쥐고 집게손가락 관절로 힘주어 4~6번 누르면서 자극한다.

대하가 많을 때에는 무엇보다 생식기를 깨끗이 해야 하는데 뒷물을 하면 좋다. 하지만 너무 자주 하면 오히려 좋은 균까지 죽일 수 있으므로 이틀에 한 번씩 하는 것이 적당하다.

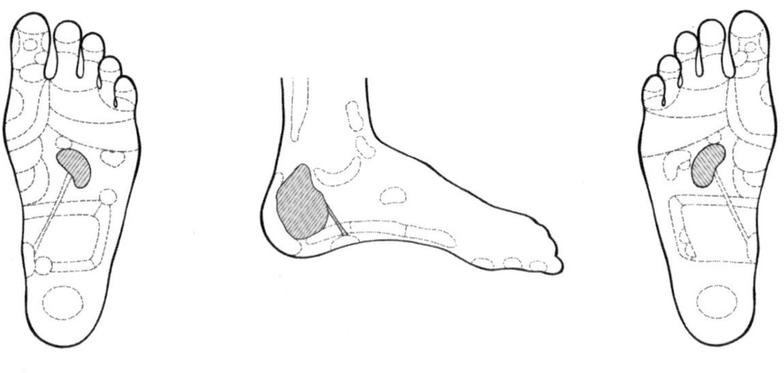

입덧

입덧은 여자가 아기를 가졌을 때 입맛이 떨어지면서 구역질이 나는 것을 이른다. 흔히 임신 초기에 잘 나고 석 달쯤 지나면 차차 가라앉는다. 하지만 가라앉기까지 계속 신물이나 쓴물이 넘어오고 가슴이 답답하고 어지럽기 때문에 산모는 물론 아기에게도 좋지 않다.

입덧이 심할 때는 복강신경총 반응구역을 비롯해 머리, 뇌하수체, 갑상샘, 부신, 콩팥, 가슴, 간, 위, 수뇨관, 방광, 생식샘, 속귀 반응구역을 주물러 주면 증세가 가라앉는다. 주무를 때는 아기에게 자극이 되지 않도록 부드럽게 꾸준히 주물러 주어야 한다. 발을 늘 따뜻하게 비벼 주고, 따뜻한 물에 족욕을 하는 것도 좋다.

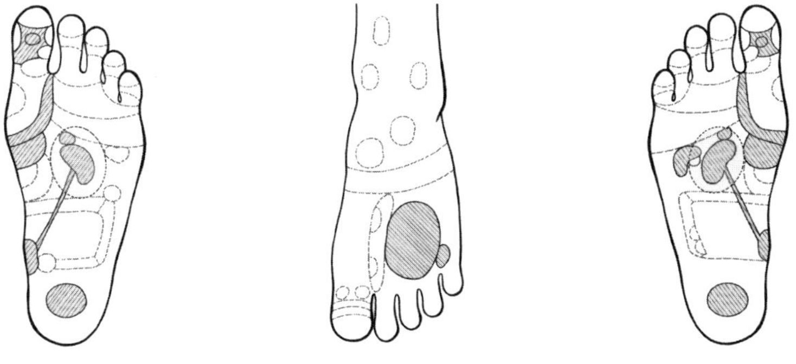

가슴에 혹이 있을 때

생식기(여)

무심코 가슴을 만졌을 때 작은 혹 같은 것이 잡힐 때가 있다. 대개는 양성 종양으로 여자 나이가 중년으로 넘어가면서 잘 생긴다. 요즘에는 젊은 여자도 흔하게 생기는데, 여성 호르몬이나 내분비 기관이 좋지 않아서 그렇다. 이런 종양은 대개 별로 아프지는 않고 가끔 조금씩 부풀거나 기분에 따라 커졌다 작아졌다 한다.

가슴에 혹이 있을 때는 가슴 반응구역을 비롯해 흉부림프, 목·어깨림프, 복부림프, 콩팥, 수뇨관, 방광, 생식샘 반응구역을 주물러 주는 것이 좋다. 한번에 20~30분쯤 주물러 주어야 하며, 특히 가슴 반응구역을 충분히 주물러 준다. 오래도록 꾸준히 주물러야 효과가 있다.

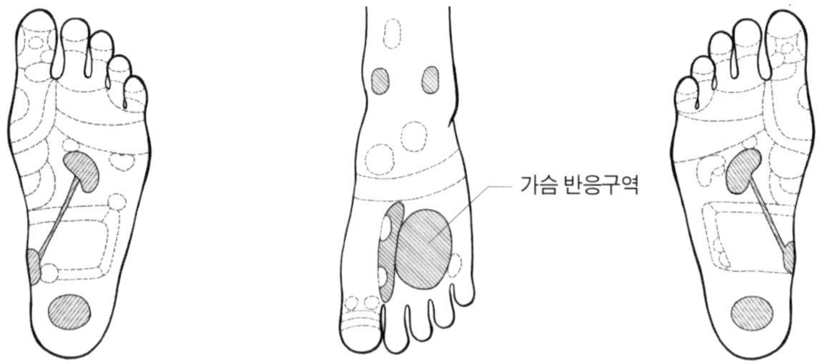

골다공증

생식기(여)

골다공증은 뼈 속의 칼슘이나 무기질이 줄어들어 뼈가 엉성해지는 병이다. 그래서 뼈에 송송 구멍이 많이 난다고 해 골다공증이라는 이름이 붙었다. 흔히 폐경을 맞은 여자들이 잘 걸린다. 그 밖에도 영양이 부족하거나 운동이 부족할 때, 지나치게 굶으면서 살을 뺄 때, 담배를 피우거나 오랜 만성병을 앓을 때도 잘 걸린다.

골다공증에는 뇌하수체 반응구역을 비롯해 이마, 삼차신경, 갑상샘, 콩팥, 수뇨관, 방광 반응구역을 주물러 주면 좋다. 먼저 기본 구역을 주무르고, 반응구역을 골고루 잘 주물러 준 다음에, 다시 기본 구역을 주무른다. 마지막으로 발부터 발목, 종아리까지 쭉쭉 시원하게 주물러서 마무리한다.

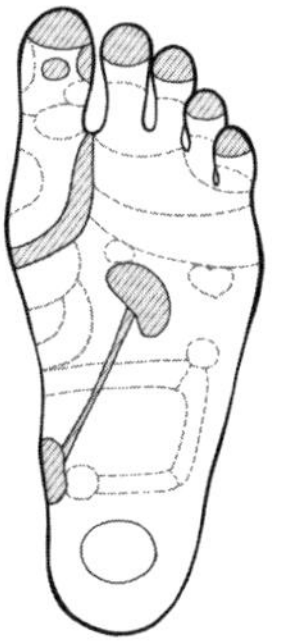

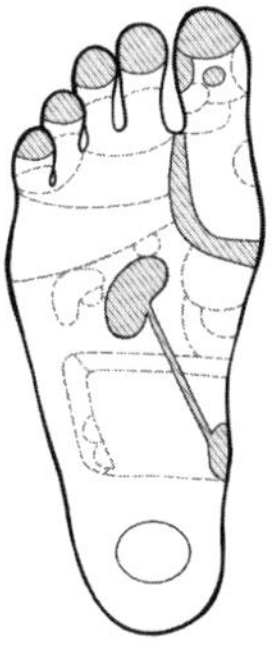

치질

치질은 항문(똥구멍) 둘레에 생기는 병을 통틀어 이르는 말이다. 항문이 헐거나 찢어지고 혹처럼 늘어지면서, 고름이나 피가 섞여 나오기도 한다. 심한 사람은 항문 둘레가 문드러지고 죽어서 아예 피가 모자라는 빈혈을 일으키기도 한다.

치질이 있을 때에는 항문·곧은창자 반응구역과 엉치등뼈, 작은창자, 가로창자, 항문, 곧은창자, 복부림프 반응구역을 주물러 주는 것이 좋다. 항문으로 곧은창자가 빠져나오는 직장탈출증(탈항)일 때에는 항문과 오름창자, 가로창자, 내림창자, 곧은창자, 지라, 위, 콩팥 반응구역을 주물러 주어야 한다. 반응구역이 저리고 아플 만큼 힘을 주어 주물러야 효과가 있다.

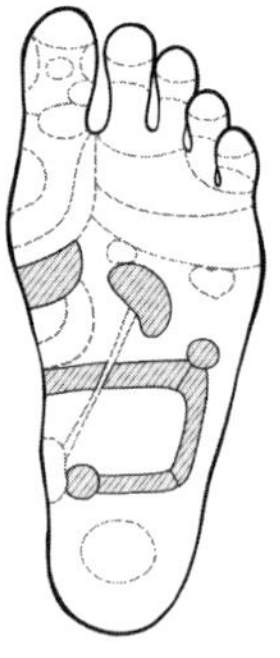

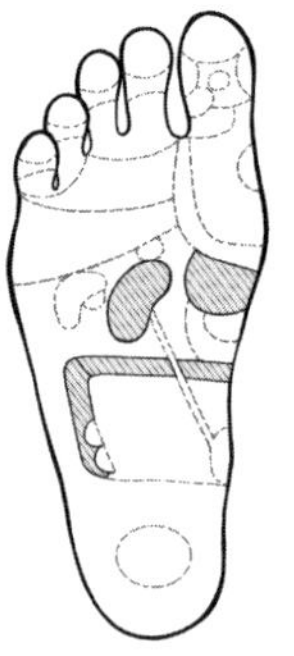

직장탈출증일 때

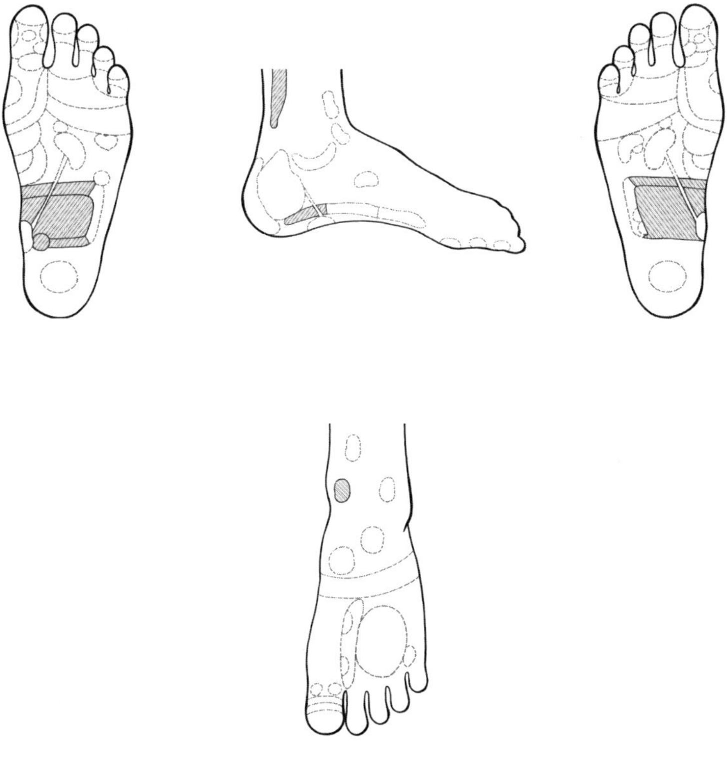

일반 치질일 때

치질에 좋은 피마자와 파 뿌리

치질에 걸린 사람은 평소 항문을 조이는 단련을 자주 하면 좋다. 또 날마다 정한 시간에 똥을 누는 습관을 기른다. 항문을 자주 씻어 깨끗이 하는 것도 필요하겠다. 맵거나 자극이 강한 음식은 피하고, 과일과 채소를 많이 먹어 똥이 잘 나오도록 해야 한다. 되도록 술과 담배는 끊는 것이 좋고, 무거운 것을 들거나 오래 서 있는 것도 삼가야 한다.

치질이 잘 고쳐지지 않을 때는 피마자(아주까리)와 파 뿌리를 쓰는 발 요법을 권하고 싶다. 몸을 따뜻하게 하고 기를 잘 돌게 해 치질에 아주 좋은 방법들이다. 주위에서 쉽게 구할 수 있는 재료인 데다 효과도 좋은 만큼 한번 해 봄 직하다.

• 피마자 약 붙이기

준비물: 피마자 15그램

하는 법: 피마자를 껍질을 벗겨 풀처럼 짓찧는다. 걸쭉하게 된 것을 두 발바닥 용천혈에 붙인다. 날마다 한 번씩 갈아 준다.

효과: 콩팥을 따뜻하게 하고 기를 잘 돌게 한다.

• 파 뿌리 족욕

준비물: 파 뿌리 적당량

하는 법: 파 뿌리를 구해 찬물에 넣고 끓인다. 물이 따끈할 때에 발을 담가 족욕을 한다. 따끈하게 끓인 파 뿌리 물을 넓은 대야에 담아 엉덩이를 담그는 좌욕을 해도 좋다.

효과: 차가운 기운을 없애고 몸의 부기를 내리게 한다.

배가 붓고 아플 때

기타

속이 안 좋거나 소화가 잘 안 되거나 설사가 날 때, 또는 장에 염증이 있을 때 흔히 배가 쌀쌀 아파지고는 한다. 윗배가 땡땡하게 당겨지면서 가스가 차기도 한다. 이럴 때 발 주무르기로 배가 붓고 아픈 것을 가라앉혀 보자.

먼저 가로창자, 오름창자, 돌막창자판막(회맹판), 맹장·충수(막창자·막창자꼬리) 반응구역을 주물러 준다. 거기에 더해 작은창자 반응구역의 아랫부분도 함께 자극한다. 발바닥 아래쪽에 있는 가로띠 모양 구역으로 밖으로부터 발 안쪽으로 5분쯤 밀어 누르면서 주무른다. 다른 반응구역은 집게손가락 뾰족한 관절로 누르면서 긁는 듯한 느낌으로 3~4번 힘주어 자극한다.

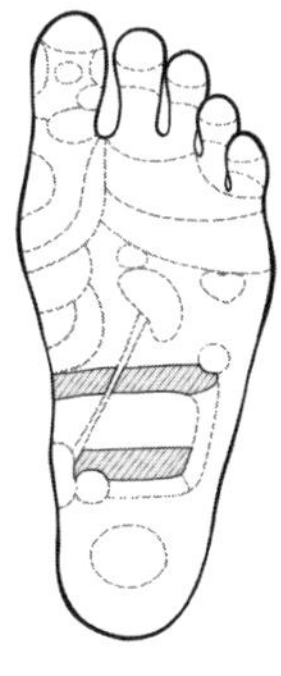

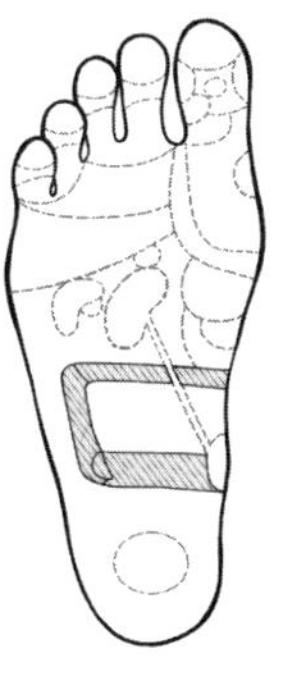

온몸에 기운이 없을 때

기타

몸이 약하거나 불규칙한 생활을 오래 하다 보면 몸이 나른해지고 무력감에 빠진다. 온몸에 힘이 없어서 손가락 하나 꼼짝하기도 싫어진다. 이때에는 부신 반응구역을 비롯한 복강신경총, 머리, 뇌하수체 반응구역을 주물러 주면 기운이 난다. 이 반응구역들은 몸의 기운을 깨우고 힘이 나게 하는 작용을 하기 때문이다.

먼저 발을 골고루 잘 쓰다듬어 주물러 준 뒤에, 반응구역을 3~5분쯤 잘 비비면서 눌러 준다. 그러고 나서 발목을 잡고 5번씩 굽혔다 폈다 하고, 휘휘 돌려 준다. 마지막으로 발을 다시 잘 주물러 마무리한다. 모든 순서는 늘 그렇듯 왼발을 먼저 하고 오른발을 나중에 해야 한다.

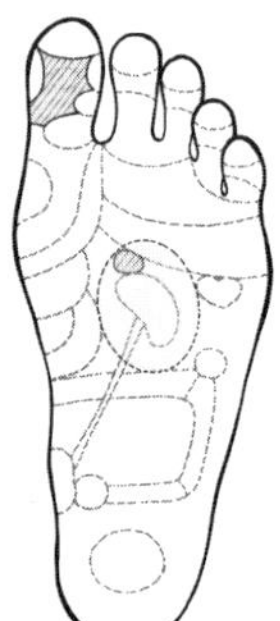

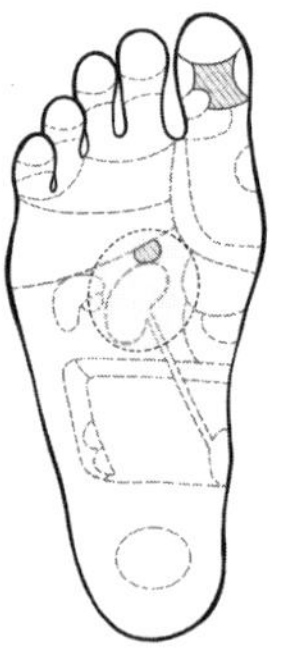

몸통 II

뼈
근육
관절
혈관
신경
기타

목뼈에 병이 있을 때

몸의 중심을 이루는 척추뼈는 목뼈, 등뼈, 허리뼈, 엉치뼈, 꼬리뼈로 이루어져 있다. 이 가운데 목뼈는 가장 위쪽에 있는 뼈로 머리와 몸을 이어 주는 중요한 뼈이다. 그래서 이곳이 약하거나 아프면 여러 가지 다른 병증들이 따라 온다.

목뼈는 모두 7개로 이루어져 있는데 몇 번째 목뼈가 아프냐에 따라 나타나는 증상도 조금씩 다르다. 첫 번째 목뼈는 두통이나 어지럼증 같은 머리의 병이, 두 번째 목뼈는 여러 가지 눈병이, 세 번째 목뼈는 비염 같은 코의 병이, 네 번째 목뼈는 난청 같은 귀의 병이, 다섯 번째 목뼈는 목의 병이, 여섯 번째 목뼈는 목 근육과 어깨의 병이, 일곱 번째 목뼈는 갑상샘 쪽의 병이 각각 아플 때 잘 나타난다.

목뼈가 약하거나 아플 때에는 목뼈 반응구역을 비롯해 목, 이마, 승모근, 팔꿈치관절, 어깨, 어깨뼈 반응구역을 주물러 주어야 한다. 기본 구역을 잘 주무른 다음, 반응구역을 아픈 느낌이 나도록 힘주어 돌리거나 누르면서 주무르고, 다시 기본 구역을 잘 주무른다. 치료하는 동안에 목 운동을 함께하면 좋은데, 건강한 사람도 아침저녁으로 10분씩 목을 굽히고 돌리고 젖히는 목 운동을 하면 목뼈가 튼튼해져서 좋다.

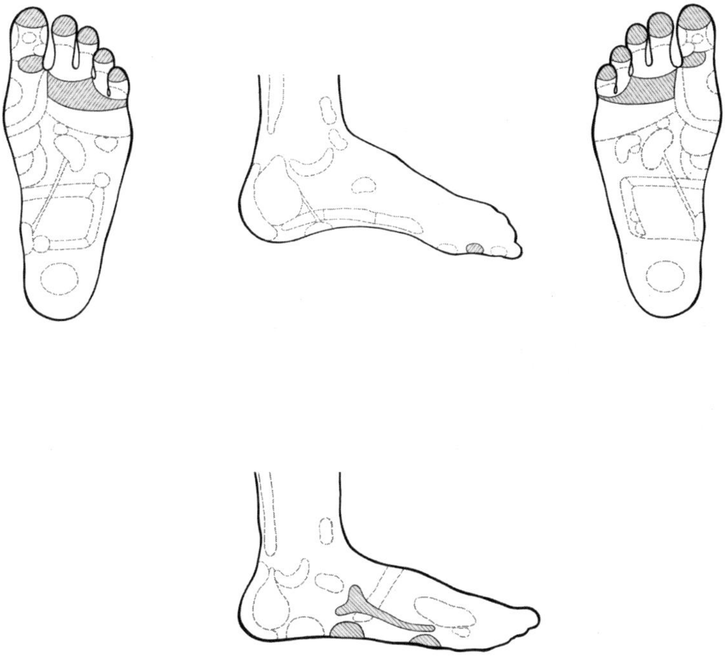

꼬리뼈가 아플 때

꼬리뼈는 몸의 중심을 이루는 척추뼈의 가장 아래에 있는 뼈이다. 사람을 동물로 치자면 흔히 꼬리쯤 되는 곳에 있다 하여 꼬리뼈라는 이름이 붙었다. 엉덩방아를 찧거나 잘못 넘어지거나 해서 이 꼬리뼈가 삐뚤어지거나 금이 가면 아픔도 아픔이려니와 앉는 것도 불편하고, 똥을 누는 것도 몹시 힘들게 된다.

꼬리뼈가 아플 때에는 꼬리뼈와 목뼈, 간, 지라 반응구역을 3분씩 주물러 주면 잘 낫는다. 이때 뒤꿈치에 있는 꼬리뼈 반응구역은 집게손가락을 구부려 발꿈치 안쪽과 바깥쪽 가장자리까지 긁는 느낌으로 힘을 주어 눌러야 한다. 다른 반응구역도 힘주어 주물러야 효과가 크다. 주무르고 나서는 푹 쉬어 준다.

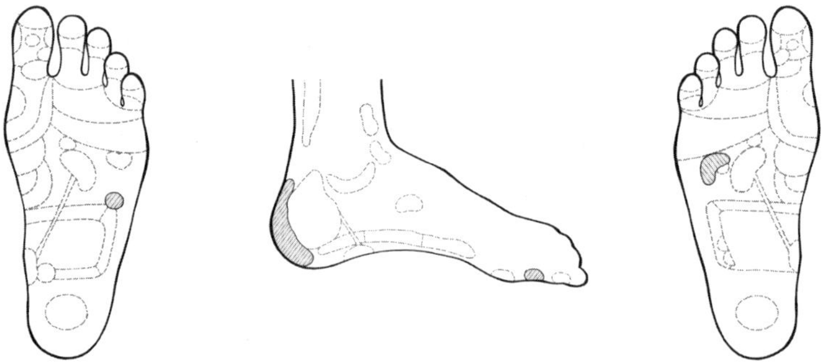

척추원반탈출증

척추원반탈출증은 말 그대로 척추에 있는 원반 모양의 물렁뼈가 척추 밖으로 삐져나와서 생기는 병을 이른다. 흔히 '디스크'라 부르는데 허리 통증을 일으키는 대표적인 병이다. 통증이 허리에서 엉덩이, 다리까지 번지기도 하고, 힘이 없어지면서 앉는 것도 몹시 힘들어진다.

척추원반탈출증에는 발 안쪽에 있는 허리뼈 반응구역을 자극하는 것이 좋다. 주먹을 쥐고 뾰족한 집게손가락 관절로 반응구역의 띠 모양을 따라 누르면서 긁는다. 이때 왼발은 안쪽에서 바깥쪽으로 누르며 자극하고, 오른발은 바깥쪽에서 안쪽으로 눌러 자극한다. 힘을 주어 3~4번 되풀이하여 자극한다.

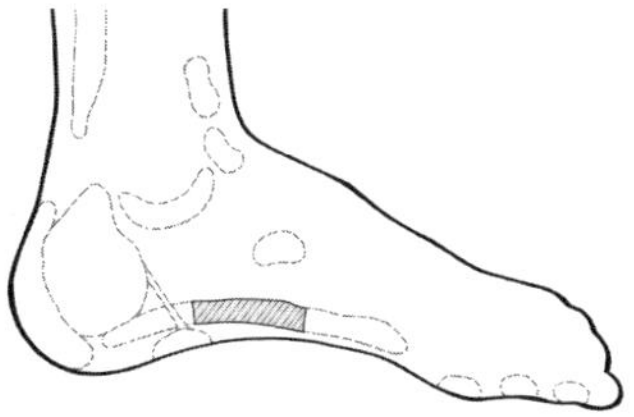

허리가 아플 때

근육

허리는 몸의 대들보라 할 만큼 중요한데 이 허리가 자주 아프면 아주 고생이다. 흔히 허리 근육이 약하거나, 척추에 병이 있거나, 자세가 안 좋을 때 허리가 아프다. 몸에 찬 기운이 들었을 때도 아프다.

허리가 아플 때는 허리뼈와 콩팥, 방광, 수뇨관, 가로창자 반응구역을 주물러 주면 좋다. 특히 발바닥 가운데를 가로지르는 가로창자 반응구역은 주먹을 쥐고 집게손가락으로 누르듯이 힘주어 눌러 주어야 한다. 왼발은 안쪽에서 바깥쪽으로, 오른발은 바깥쪽에서 안쪽으로 누르듯이 힘 있게 긁어 주어야 효과가 좋다. 3~4번 되풀이한다.

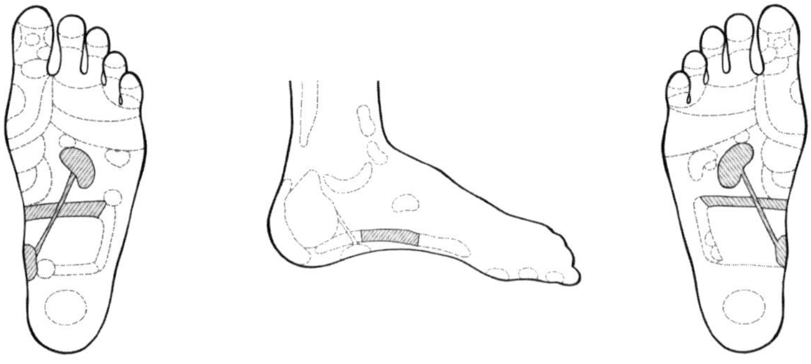

허리를 삐었을 때

근육

무거운 물건을 들고 일어서거나, 앉았다가 갑자기 벌떡 일어나거나, 높은 곳에서 뛰어내리거나 하다가 허리를 삐끗할 때가 있다. 증세가 가벼울 때는 조금 뜨끔하다가 말지만 심할 때는 아예 자리에서 일어나지도 못하고 허리를 부여잡고 끙끙 앓게 된다.

이럴 때는 허리뼈와 복부림프 반응구역을 주물러 주면 허리가 잘 낫는다. 엄지손가락으로 발 안쪽에 있는 허리뼈 반응구역을 발가락에서 발꿈치 쪽으로 힘주어 눌러 준다. 이때 발뿐만 아니라 손도 함께 자극해 주면 효과가 크다. 곧 엄지손가락 뿌리 아래쪽을 잘 눌러서 특히 아픈 곳이 있으면 그곳도 함께 자극하는 것이다. 그러면 허리 삔 것이 잘 낫는다.

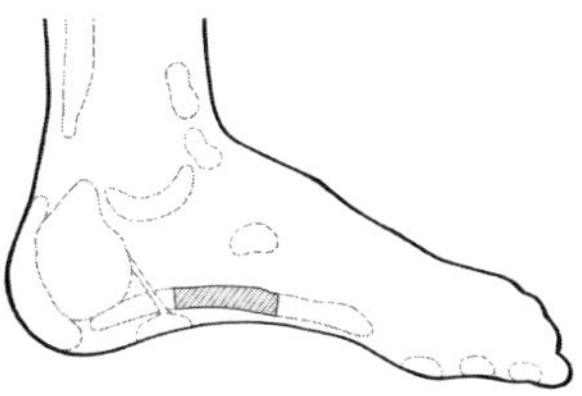

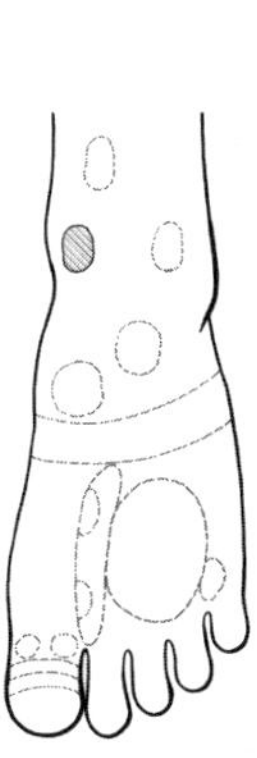

옆구리가 아플 때

근육

가만히 있는데도 한쪽, 또는 양쪽 옆구리가 결리면서 아플 때가 있다. 대개 간과 쓸개가 약하거나, 늑골이 삐뚤어지거나 병이 있을 때 이런 옆구리 통증이 찾아온다. 콩팥이 나쁘거나 결석이 있을 때도 옆구리가 뜨끔뜨끔 아파 온다. 특히 늑골에 문제가 있을 때는 기침을 하거나 크게 숨을 쉬기만 해도 옆구리가 결리는데 몸이 움직일 때마다 늑골에 더 무게가 가기 때문이다.

옆구리가 아플 때는 간과 지라, 위, 복강신경총, 늑골 반응구역을 주물러 주면 통증이 가라앉는다. 기본 반응구역을 잘 주무르고, 해당하는 반응구역을 힘을 주어 누른 다음에, 다시 기본 반응구역을 잘 주물러 마무리한다.

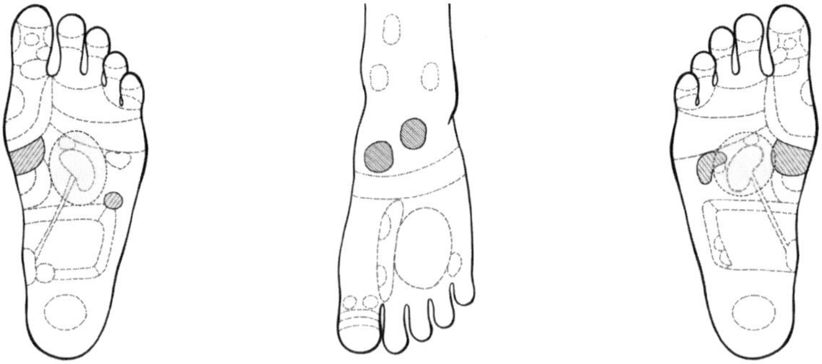

어깨가 아플 때

그리 무리하지 않았는데도 어깨가 뻣뻣하고 아플 때가 있다. 흔히 쉰 살 무렵에 이런 통증이 많이 생긴다 하여 '오십견' 이라 불린다. 어깨 관절이 약하거나 염증이 있을 때도 잘 생긴다. 오십견에 걸리면 어깨 관절이 쑤시고 아프면서 힘이 없고 심하면 팔을 들기도 힘들어진다. 쉬면 좀 괜찮아지기 때문에 그냥 두는 경우가 많은데 되도록 병이 발견된 초기에 치료하는 것이 좋다.

어깨가 아플 때에는 어깨 반응구역과 팔꿈치 관절, 승모근 반응구역을 주물러 주면 아픔이 가라앉는다. 반응구역이 저리고 아픈 느낌이 있을 때까지 힘주어 주무른다.

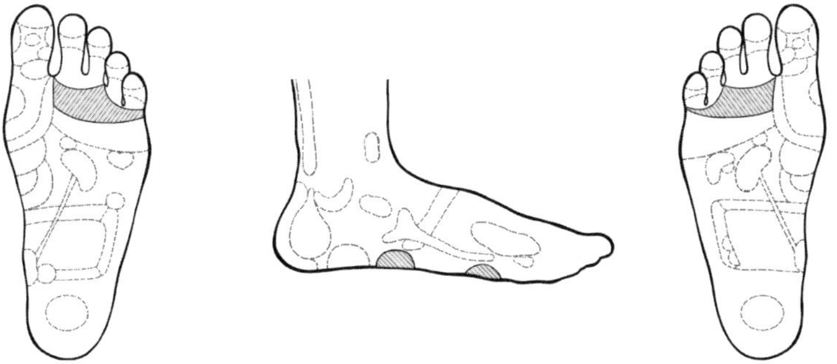

어깨에 좋은 고황혈과 복토혈

어깨가 딱딱하게 굳으면서 통증이 올 때 어깨 뒤쪽에 있는 고황혈과 다리에 있는 복토혈을 눌러 주면 통증이 쉽게 가라앉는다.

먼저 고황혈을 찾으려면 다음과 같이 한다. 고개를 조금 숙이면 뼈가 툭 튀어나오는데, 이것이 일곱 번째 목뼈이다. 이 제7목뼈를 중심으로 밑으로 쭉 내려가 네 번째와 다섯 번째 뼈, 곧 제4등뼈와 제5등뼈 사이에 쑥 들어간 지점을 찾는다. 그 지점에서 양쪽으로 3치(9센티미터쯤) 나아가 있는 곳이 바로 고황혈이다.

혼자 자극하기는 힘들 터이니 아픈 사람을 앉히고 가까운 동무나 식구가 해 준다. 주먹을 쥐고 올록볼록 솟은 손등 관절로 힘 있게 60회쯤 자극하면 된다.

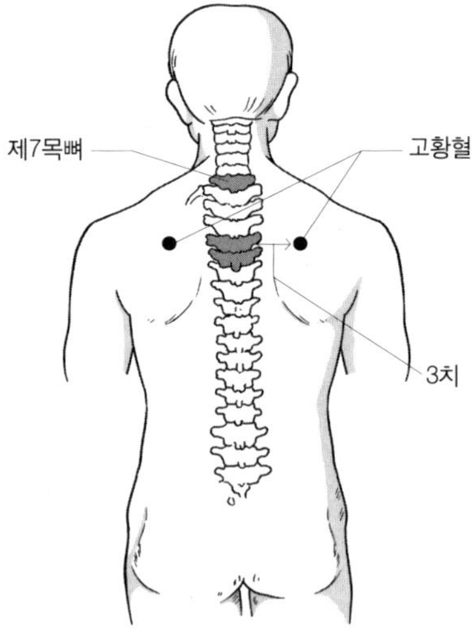

이번에는 복토혈을 보자. 복토혈은 무릎에서 위로 6치(18센티미터쯤) 올라가 넓적다리에서 볼록하게 솟은 곳에 있는 혈자리이다. 복토혈에서 복은 '엎드리다'는 뜻이고 토는 '토끼'를 뜻한다. 곧 넓적다리의 도톰하게 솟은 부분이 토끼가 엎드려 있는 모습과 같다 하여 붙인 이름이다. 이름을 생각하면 쉽게 찾을 수 있을 것이다.

복토혈을 자극할 때는 주먹을 쥐고 새끼손가락 쪽 손등이나 올록볼록한 손등 관절을 써서 이리저리 힘 있게 누르면서 굴려 준다. 60회쯤 되풀이하면 좋다.

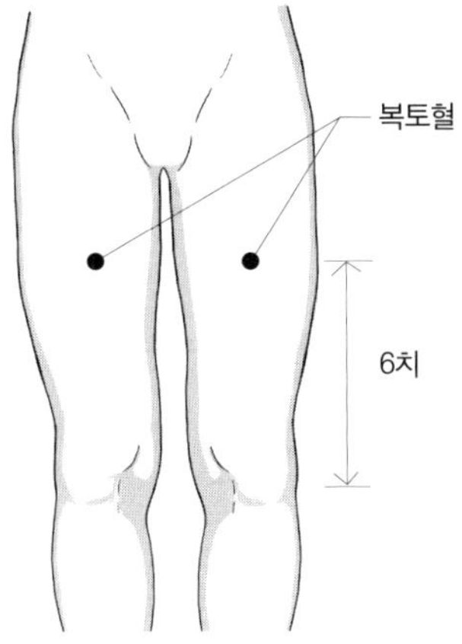

류머티즘 관절염

류머티즘은 뼈, 근육, 관절 같은 것이 단단하게 굳거나 아프며 움직이기 힘들어지는 증상을 통틀어 이르는 말이다. 특히 뼈와 뼈가 잇닿아 이어지는 관절에 이런 류머티즘으로 인한 염증이 많이 생긴다. 흔히 몸에 들어온 찬 기운이나 습기가 빠져나가지 못하고 무릎 관절 같은 곳에 모여서 잘 생긴다.

류머티즘 관절염은 병이 느리게 진행되는 편이다. 처음 몇 주일이나 몇 달은 그냥 조금 맥이 없고, 식욕이 떨어지며, 열이 조금 나고, 손발이 저리는 정도에 머무른다. 그러다 차차 시간이 지나면 관절이 아프고 뻣뻣해지면서 손가락과 발가락 관절이 벌겋게 붓고 도드라져 나온다. 나중에는 손목이나 무릎, 발꿈치, 어깨 관절까지 염증이 퍼져 통증이 심해진다. 되도록 초기에 발견해서 치료하는 것이 좋겠다.

류머티즘 관절염을 앓을 때는 고관절 반응구역을 비롯해 가슴뼈, 허리뼈, 무릎, 팔꿈치 관절, 콩팥, 지라, 폐·기관지 반응구역을 주물러 준다. 아픔을 느낄 만큼 힘주어 주무른다.

치료할 때는 충분히 쉬도록 하고, 가벼운 운동을 꾸준히 해서 근육이 쪼그러들거나 관절이 비틀리는 것을 막아 주어야 한다.

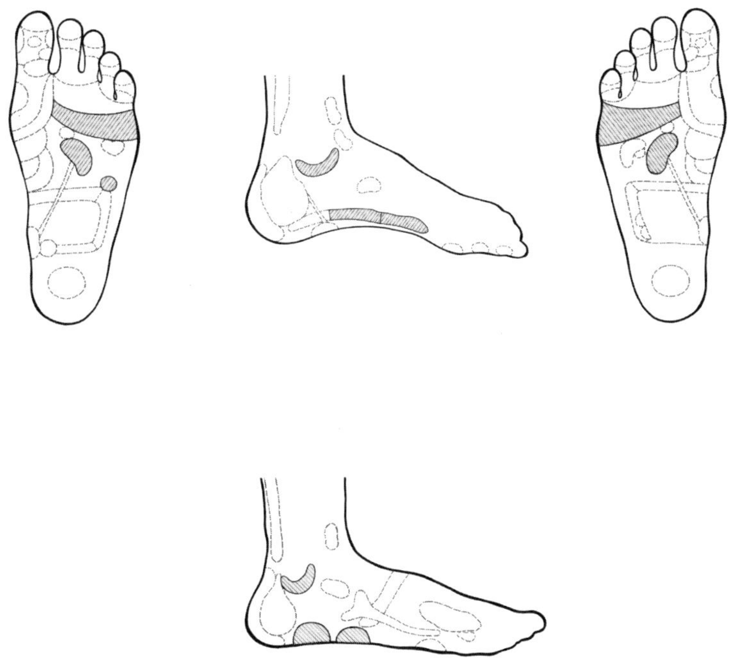

무릎이 아플 때

무릎은 넓적다리와 정강이를 잇는 부분으로 다리를 구부리거나 펄 때 아주 중요한 구실을 하는 곳이다. 그만큼 많이 쓰기 때문에 나이가 들면 점차로 무릎 관절이 닳으면서 자주 아프고 쑤시고는 한다. 무릎이 아픈 사람은 평소 너무 과로를 하거나 찬 기운을 받거나 하는 것을 삼가야 한다.

무릎이 아플 때는 무릎 반응구역과 간, 지라 반응구역을 주물러 주는 것이 좋다. 또 발바닥 가장자리 쪽으로 세로띠 모양으로 생긴 구역도 잘 주물러 준다. 이곳을 주무르면 다리가 튼튼해진다. 발을 잘 주무른 다음, 반응구역과 발바닥 가장자리를 3분씩 힘을 주어 주무르고, 다시 발을 잘 주물러 준다.

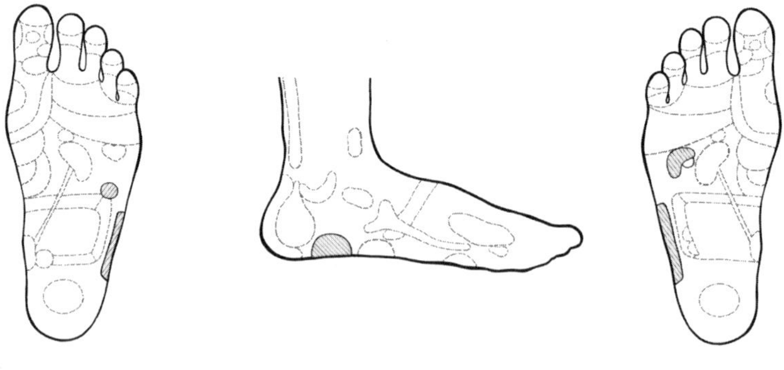

엉덩 관절이 아플 때

엉덩 관절, 곧 고관절은 우리 몸에서 가장 큰 관절로 엉덩이와 다리를 이어 준다. 말하자면 상체와 하체를 이어 주는 관절이자, 다리의 여러 가지 움직임도 가능하게 하는 관절인 것이다. 그런데 이 관절이 나이가 들면서 퇴행성관절염에 걸리거나, 비만으로 오랫동안 무겁게 눌리거나, 술을 많이 먹어 핏줄이 막히거나 하면 몹시 아프면서 걷기도 힘들어진다.

엉덩 관절을 튼튼하게 하려면 두 발 복사뼈 아래에 있는 고관절 반응구역을 자극해야 한다. 반응구역을 아래로부터 위로 3분씩 힘껏 눌러서 자극해 주면 된다. 반응구역을 주무르는 앞뒤로 기본 반응구역도 잘 주무른다.

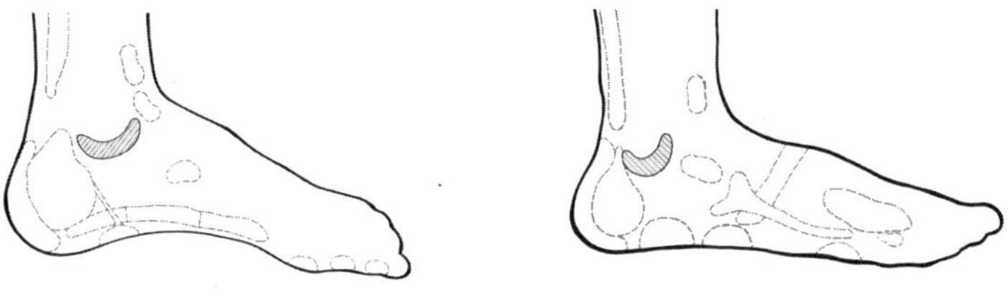

접질렸을 때

접질림은 뼈가 어긋나거나 살갗이 터지거나 하는 것과는 달리 몸의 한 부분이 접혀서 삐는 것을 말한다. 특히 팔다리나 근육, 힘줄, 인대와 같은 연하고 무른 조직은 밖의 충격에 자주 접질리고는 한다. 무거운 물건을 들고 움직이다가 넘어지거나, 가볍게 휘청하면서 경락과 관절이 상하거나, 기혈이 잘 통하지 않아 막히거나 뭉쳤을 때 잘 생긴다.

처음에는 상한 자리가 좀 붓고 가볍게 아픈 정도지만, 치료할 때를 놓치면 상한 자리가 많이 부으면서 몹시 아프고 움직이기도 힘들어진다. 따라서 되도록 처음 접질렸을 때 확실하게 치료해 두는 것이 좋다.

다음에 접질리는 여러 가지 경우와 그때 자극하면 좋은 반응구역을 정리해 두었다. 설명과 그림을 잘 살펴서 그때그때 맞춰서 발 주무르기를 하면 되겠다.

주무를 때는 처음부터 힘주어 하지 말고 가볍게 주무르다가 서서히 힘을 주어 주물러야 한다. 거듭 되풀이하면 아픔이 가라앉는다. 만약 아픔을 참을 수 있다면 아픈 부위를 조금씩 움직이면서 발을 주무르면 효과가 더 크다.

- 목을 접질렸을 때 — 목과 목뼈, 승모근, 복강신경총 반응구역을 주무른다.
- 어깨를 접질렸을 때 — 어깨와 어깨뼈, 고관절 반응구역을 주무른다.
- 팔꿈치를 접질렸을 때 — 팔꿈치 관절 반응구역을 주무른다.
- 손목을 접질렸을 때 — 복사뼈 둘레를 잘 주물러 준다.
- 허리를 접질렸을 때 — 허리뼈와 가슴뼈, 엉치등뼈, 앉음뼈 신경, 복부림프, 부신, 콩팥 반응구역을 주무른다.
- 무릎을 접질렸을 때 — 무릎과 부신, 콩팥, 수뇨관, 방광 반응구역을 함께 주무른다.

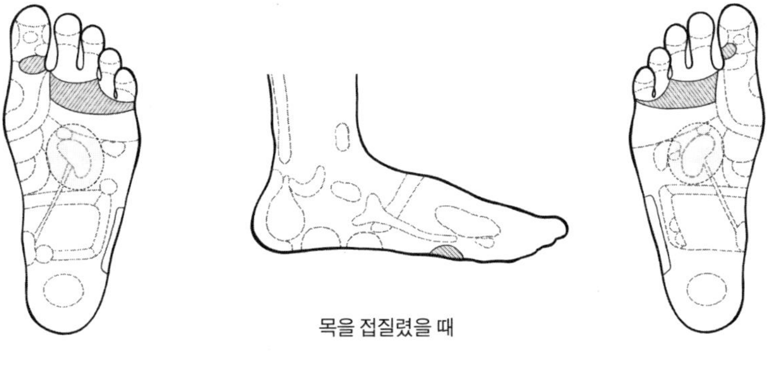

목을 접질렸을 때

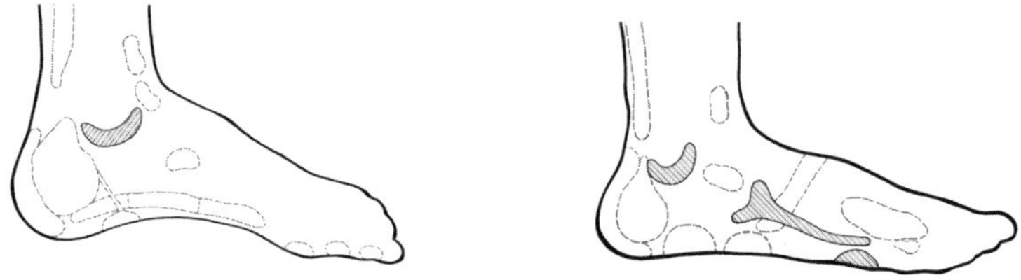

어깨를 접질렸을 때

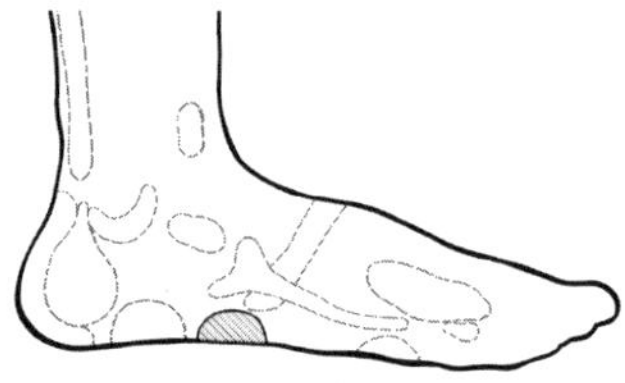

팔꿈치를 접질렸을 때

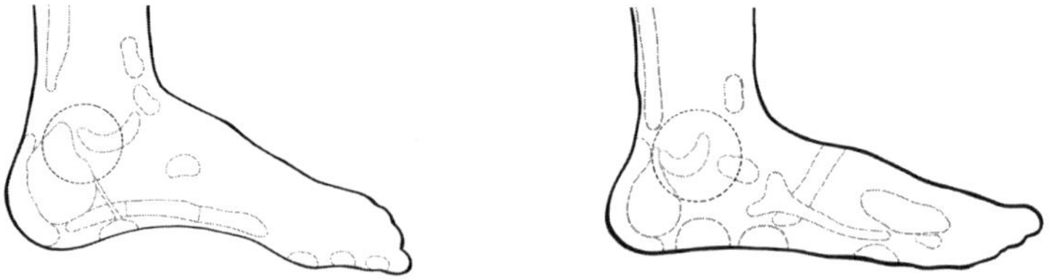

손목을 접질렸을 때

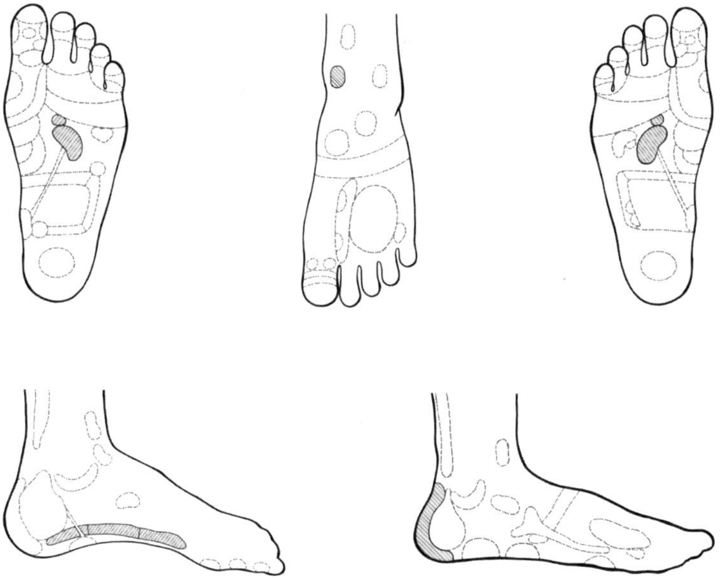

허리를 접질렸을 때

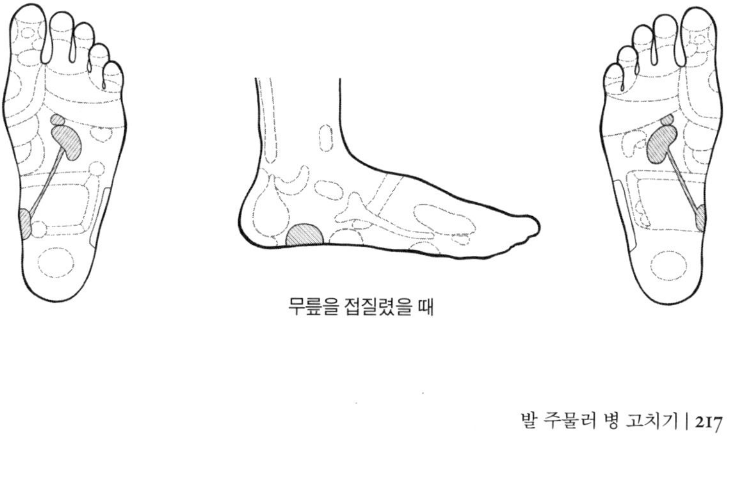

무릎을 접질렸을 때

발을 삐었을 때 좋은 발가락 운동법

발을 잘못 디디거나, 넘어지거나, 땅을 헛디뎌서 삐끗하거나 하면 발을 삐게 된다. 흔히 복사뼈 관절이 삐끗한 경우가 많은데 복사뼈 둘레의 인대가 늘어나거나 찢어져서 몹시 아프고 걷기도 힘들어진다. 피가 나거나 멍이 들기도 한다.

복사뼈를 삐었을 때 하면 좋은 간단한 발가락 당기기 운동법이 있다. 먼저 가볍게 한손으로 발꿈치를 받치고 다른 한손으로 발가락 쪽을 잡은 다음, 발가락을 빼 올리는 느낌으로 당기면서 천천히 돌려 준다. 이때 복사뼈 관절은 위쪽으로 쭉 뻗듯이 올려 준다. 그러면 관절이 제자리를 찾고 경락이 통하면서 통증이 서서히 멎는다. 하지만 너무 급하거나 세게 돌리지 말고 천천히 돌려야 한다.

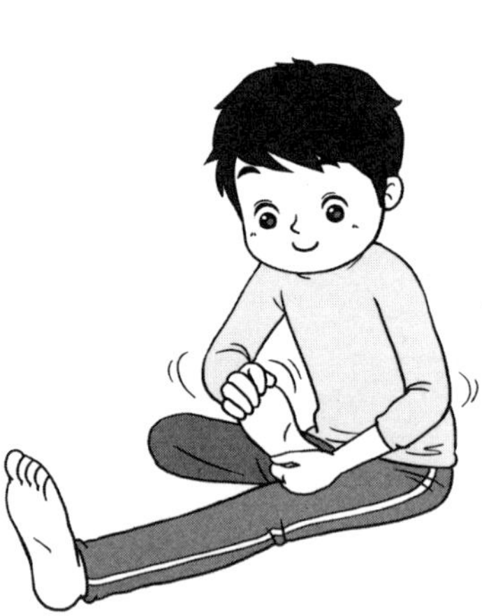

혈압이 높을 때

심장은 우리 몸 곳곳에 피를 보내려고 펌프 운동을 하는데, 이 때 심장이 늘었다 줄었다 하면서 생기는 압력이 바로 혈압이다. 그런데 이 혈압이 지나치게 높으면, 곧 고혈압이 되면 심장에 부담이 가면서 심근경색, 뇌졸중 같은 합병증이 생기기도 하고 동맥경화를 일으키기도 한다.

고혈압이 있는 사람은 심장 반응구역을 비롯해 머리, 뇌간·소뇌, 뇌하수체, 콩팥, 수뇨관, 방광, 간, 쓸개, 속귀 반응구역을 주물러 준다. 엄지발가락 아래 뿌리 쪽에 있는 둥근 부분도 잘 주물러 준다. 이곳을 자극하면 혈압이 안정된다. 따라서 아픈 느낌이 있을 때까지 힘껏 누른다. 1~2달쯤 꾸준히 자극하면 좋다.

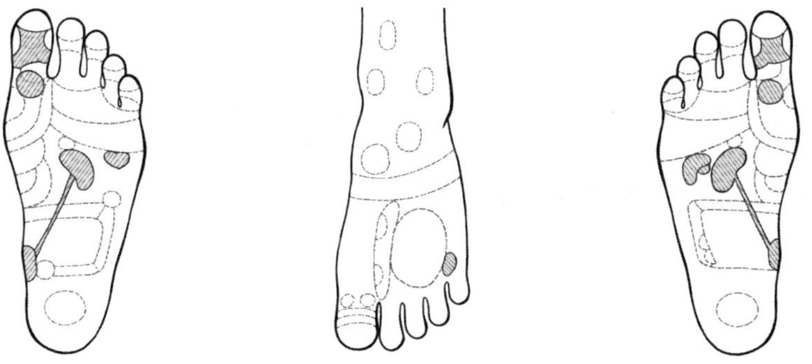

혈압이 낮을 때

혈관

혈압이 지나치게 높아도 문제지만 지나치게 낮아도 문제가 된다. 흔히 혈압이 100단위 아래로 떨어지면 저혈압에 드는데 기운이 없고 나른하며, 머리가 자주 어지럽거나 속이 답답하다.

혈압이 낮을 때에는 심장과 콩팥, 간, 지라 반응구역을 자극해 준다. 엄지발가락 아래에 있는 둥근 부분도 혈압에 좋으니 함께 자극해 준다. 기본 구역을 잘 주무른 다음, 반응구역과 엄지발가락 아래를 3분씩 힘주어 주무르고, 다시 기본 구역을 주물러 마무리한다. 발 주무르기는 혈압을 다스리는 데 효과가 좋지만 드문드문 해서는 안 되고 늘 자주 주물러 주어야 한다.

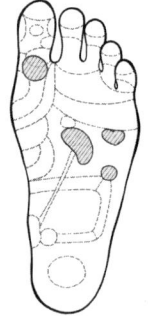

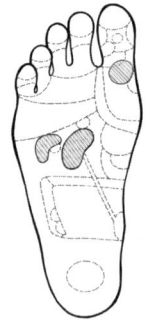

빈혈

빈혈은 핏속에 든 적혈구나 헤모글로빈이 정상보다 적은 것으로 흔히 '피가 모자라는 병'으로 알려져 있다. 빈혈이 있으면 머리가 자주 아프면서 어지럽고, 심장이 두근거리거나 손발이 차가워지기도 한다. 빈혈이 있을 때에는 곡류를 비롯해 달걀, 과일, 생선, 채소 같은 먹을거리를 골고루 챙겨 먹는 것이 좋다.

빈혈에는 작은창자 반응구역과 왼쪽 발바닥에 있는 지라 반응구역을 자극하는 것이 좋다. 주먹을 쥐고 집게손가락 관절로 3~4번 힘주어 누르면서 자극한다. 기본 구역을 주물러서 시작하고 기본 구역을 주물러서 마무리하는 것도 잊지 말자. 지라 반응구역을 중심으로 그 둘레를 두루 함께 주물러 주면 더 좋다.

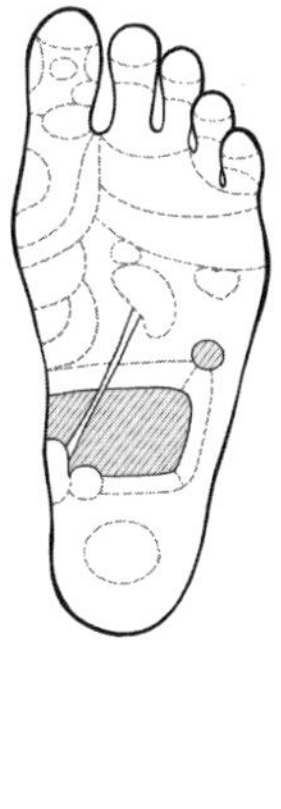

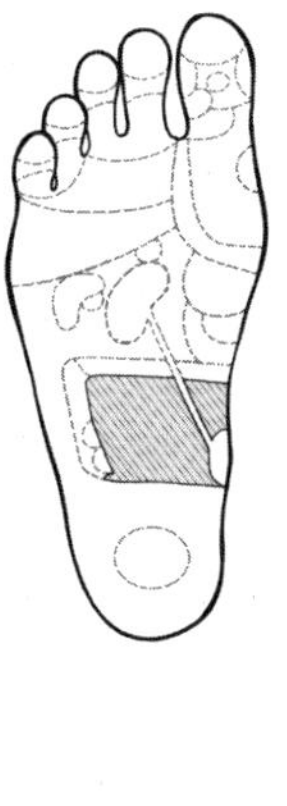

신경이 날카로울 때

작은 일에도 버럭 신경질을 내면서 마음을 잡지 못하고 초조해하는 사람이 있다. 이런 사람은 대개 자주 우울해하고 몸도 쉽게 피로를 느낀다. 증세가 오래되면 신경과민이나 우울증으로 번지기도 한다. 발 주무르기가 이런 증세를 어느 정도 가라앉혀 주겠지만 원인을 없애지 않으면 깨끗이 날 수 없다. 늘 마음을 편하게 먹고 모든 일에 여유를 가져 스트레스를 없애는 것이 좋겠다.

신경이 날카롭고 마음이 초조할 때는 간, 부신, 콩팥, 갑상샘, 지라, 목·어깨림프 반응구역을 주물러 주는 것이 좋다. 간경이 시작되는 엄지발가락도 힘주어 누르면서 비벼 준다.

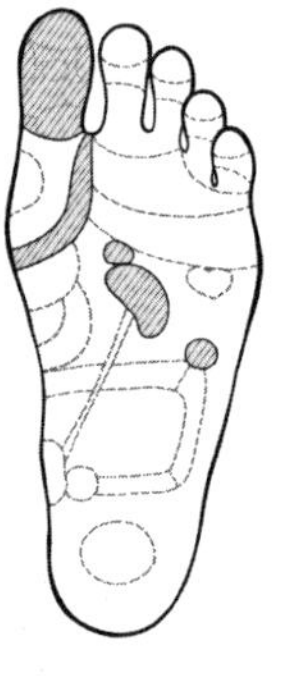

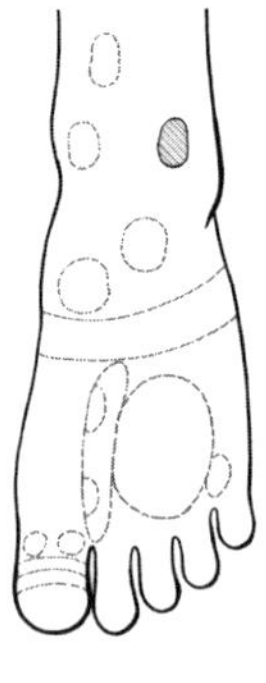

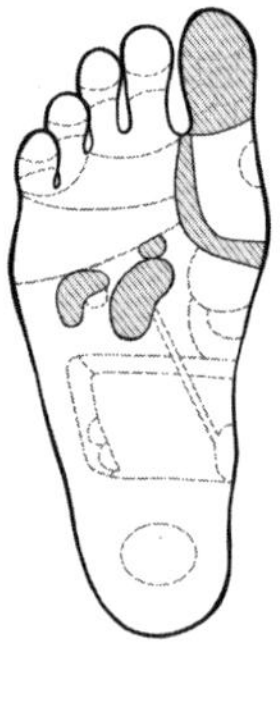

꿈이 많고 마음이 어지러울 때 좋은 체조

신경이 날카로운 사람은 잠도 잘 못 자고 어쩌다 자도 온갖 꿈에 뒤척이다가 힘들게 깨어난다. 이렇듯 공연히 마음이 초조하고 불안하면서 꿈이 많고 어지러울 때는 마음을 다스리는 체조를 하면 좋다. 그러면 피가 잘 돌고 경락이 통해서 마음이 가라앉고 편안해진다.

먼저 다리를 펴고 앉은 뒤에 두 손으로 발을 잡아당겨 뒤로 쭉 젖힌다. 그 다음에는 두 손으로 왼발을 잡아당겨 뒤로 젖힌 뒤에 비벼서 열을 낸다. 왼발을 잡은 채로 숨을 9번 쉬는 동안 발끝에 힘을 모아 준다. 다음에는 오른발을 잡아당겨 뒤로 젖히고 비빈 다음 역시 숨을 9번 쉬는 동안 힘을 모아 준다. 천천히 풀면서 마무리한다.

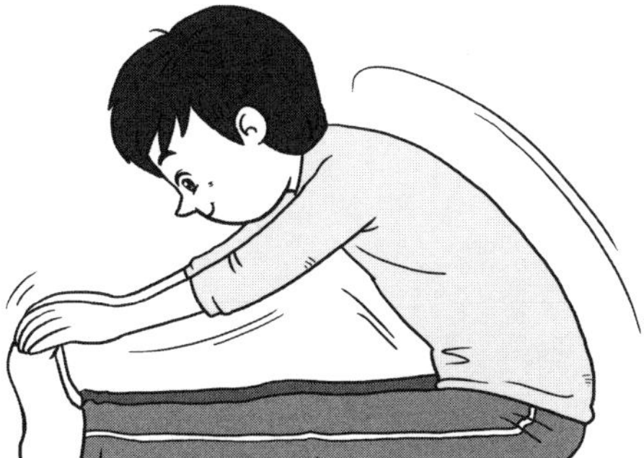

잠을 잘 못 잘 때

신경

밤에 잠을 잘 못 자면 다음날 내내 머리가 무겁고 피곤하다. 하지만 막상 자려고 누우면 피곤은 해도 잠이 잘 안 오거나, 잠을 자도 금세 자꾸 깨거나, 가위에 눌려 잠을 깊이 못 잘 때가 많다. 그러면 다음날 내내 또 피곤해지는 악순환이 계속된다.

밤에 잠이 잘 안 올 때는 머리 반응구역과 이마, 뇌간·소뇌, 뇌하수체, 갑상샘, 부갑상샘, 지라, 콩팥 반응구역을 주물러 주면 좋다. 발을 따뜻하게 잘 주무른 다음에, 반응구역을 힘주어 자극하고, 다시 발을 주물러 마무리한다. 반응구역을 찾기가 귀찮다면 손발을 높이 든 다음 나쁜 것들을 털어 낸다는 마음으로 4~5분쯤 잘 흔들어 주어도 잠이 잘 온다.

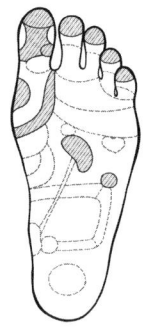

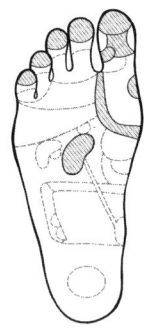

잠을 잘 오게 하는 족욕과 발 붙임법

잠이 잘 안 올 때는 따뜻한 물에 족욕을 하거나, 간단한 약재를 만들어 발에 붙이거나 하면 잠이 잘 온다. 다만 주사나 오수유는 주변에서 흔히 쓰지 않는 것이니 미리 구해 놓는 것이 좋다. 가까운 한약방이나 약재상에 가면 쉽게 구할 수 있다.

· 잠이 잘 오는 따뜻한 물

준비물 : 따뜻한 물 한 대야

하는 법 : 따뜻하게 데운 물을 준비해서 잠자기 전에 5~10분쯤 발을 담그고 있으면 된다. 날마다 한 번씩 하면 좋다.

효과 : 마음을 안정시키고 잠을 잘 오게 한다.

· 놀란 것을 달래는 주사

준비물 : 주사 3~5그램, 흰 천, 풀

하는 법 : 주사를 곱게 가루 낸다. 깨끗한 흰 천에 풀을 바르고 주사를 골고루 뿌린 다음 두 발바닥 용천혈에 붙인다. 잠자기 전에 붙이고 자면 된다. 3~5일쯤 빠지지 않고 붙여 준다.

효과 : 놀란 것을 달래 마음을 편하게 한다.

· 마음을 가라앉히는 오수유

준비물 : 오수유 9그램, 현미 식초

하는 법 : 오수유를 가루 내어 현미 식초를 적당히 타서 풀처럼 섞는다. 따뜻한 물에 발을 씻은 다음에 오수유와 식초 섞은 것을 용천혈에 붙인다. 반창고로 약재를 고정한 다음에 하룻밤 자고 이튿날 떼어 낸다. 3~5일 되풀이해서 한다.

효과 : 마음을 부드럽게 가라앉히고 안정시킨다.

몸이 나른하고 피곤할 때

신경

몸이 약하거나 생활이 불규칙하면 몸이 나른하고 피곤해진다. 날씨가 따뜻한 봄날이면 자꾸 꾸벅꾸벅 졸기도 하고, 이유 없이 마냥 몸이 축 처져서 도통 기운이 나지 않는다. 이럴 때에는 발바닥 가운데를 자극해 주면 정신이 나면서 힘이 좀 솟는다.

몸이 피곤할 때는 엄지발가락과 갑상샘, 부신, 복강신경총 반응구역을 주물러 주면 좋다. 특히 복강신경총과 갑상샘 반응구역은 몸을 가볍게 흥분시키는 효과를 내어서 좋다.

먼저 발을 잘 주무른 다음, 반응구역을 3~5분쯤 누르면서 비비고 자극해 준다. 그 다음에는 발목을 잡고 굽히기와 펴기, 돌리기를 5번씩 한다. 다시 발을 잘 주물러 마무리한다.

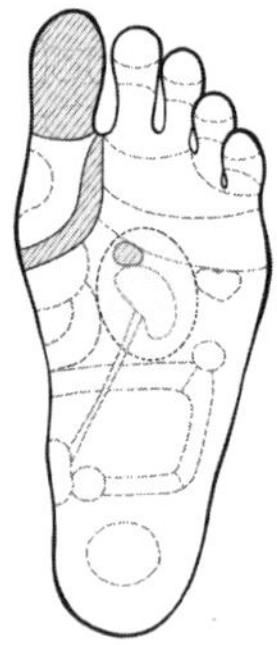

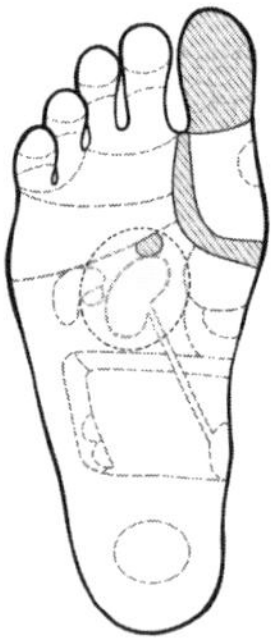

자율신경이 어지러울 때

자율신경은 사람의 생각과는 상관없이 저절로 움직이는 장부를 다스리는 기관이다. 심장이 저절로 뛰거나, 온몸에 피가 잘 돌거나 하는 것이 다 자율신경 덕분이다. 그런데 긴장하거나, 병이 있거나, 몸이 아프거나 해서 이 자율신경이 흔들리면 여러 가지 병증들이 나타난다. 가슴이 두근거리고 머리가 아프면서 어지럽고, 소화도 잘 안 되고, 맥박이 불규칙하게 뛰기도 한다.

이때는 엄지발가락과 부신, 위, 생식샘 반응구역을 주물러 주면 좋다. 발을 잘 쓰다듬은 다음 부신과 생식샘 반응구역을 3~5분쯤 누르면서 비벼 주고, 엄지발가락과 위 반응구역을 1~2분쯤 주물러 준다. 다시 발 전체를 잘 주물러서 마무리한다.

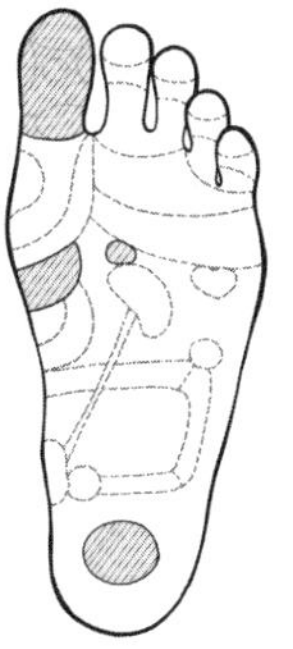

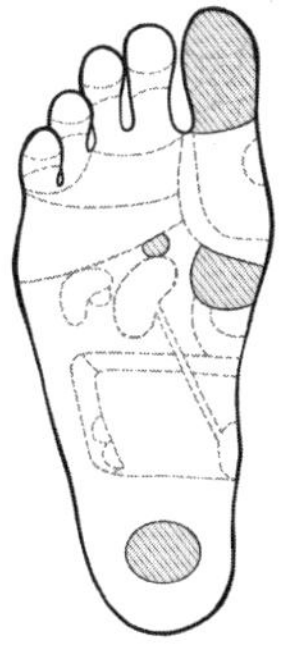

앉음뼈 신경통

앉음뼈 신경통(궁둥 신경통, 좌골 신경통)은 말 그대로 앉음뼈 신경에 통증이 오는 병으로, 흔히 허리와 다리에 잘 생긴다. 앉음뼈를 중심으로 허리에서 엉덩이, 다리로 내려가는 앉음뼈 신경은 우리 몸에서 가장 긴 신경이기도 하다.

이 신경이 상처를 입거나, 염증이 있거나, 자세가 나빠 눌리거나 하면 허리에서 엉덩이, 다리 뒤까지 몹시 아프다. 때로는 칼로 베거나 불로 지지는 듯 아프기도 하고, 허리를 굽히거나 배에 힘이 들어가거나 기침을 하면 통증이 더 심해진다. 앉음뼈 신경통이 있는 사람은 찬 기운을 피하고 늘 몸을 따뜻하게 해야 한다.

앉음뼈 신경통이 있을 때에는 앉음뼈 신경, 허리뼈, 엉치등뼈, 무릎, 콩팥, 지라 반응구역을 잘 주물러 준다. 기본 구역을 주무르고, 해당 반응구역을 주무른 뒤, 다시 기본 구역을 주무르면 된다. 반응구역이 저리고 아플 때까지 주물러야 효과가 있다.

급성 앉음뼈 신경통이 올 때는 무조건 자리에 누워 쉬는 것이 좋다. 이때 발 주무르기로 치료하려면 딱딱한 바닥에 누워 하는 것이 효과가 더 좋다.

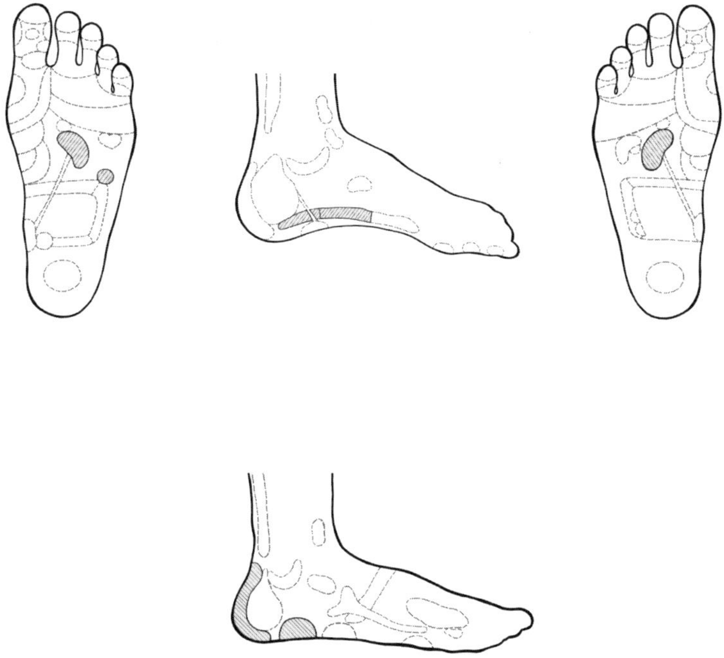

간질

기타

간질은 온몸이 떨리면서 갑자기 정신을 잃고 쓰러지는 병이다. 대개 입에 거품을 물고 쓰러지면서 발작하는데 팔다리를 비롯해 온몸이 떨리고, 돼지나 염소 같은 동물 울음소리를 내기도 한다. 그러다가 정신을 차리면 다시 멀쩡하게 깨어나기도 한다.

간질 발작이 일어났을 때는 머리 반응구역과 뇌간·소뇌, 뇌하수체, 콩팥, 심장, 지라 반응구역을 주물러 주면 좋다. 평소에도 이 반응구역을 자주 주물러 자극해 주면 발작이 조금 덜하다. 그러나 간질은 병이 생기는 까닭이 워낙 여러 가지인 데다 정확히 다 밝혀지지도 않아서 발 주무르기는 보조 수단으로 쓰고 평소에는 병원 치료를 함께하는 것이 좋겠다.

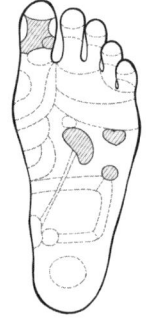

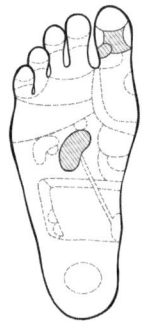

면역 기능이 떨어졌을 때

기타

몸이 허약하거나 병으로 오래 앓거나 하면 면역 기능이 자연스럽게 떨어진다. 면역 기능이 떨어지면 찬 기운을 쐬거나 조금만 몸을 움직여도 몹시 힘들고, 잔병치레를 많이 하게 되며, 심하면 열이 나면서 앓아눕게 된다.

면역 기능을 높이려면 간과 지라, 부신, 목·어깨림프, 복부림프, 흉부림프 반응구역을 주물러 주는 것이 좋다. 기본 구역을 잘 주무른 다음, 반응구역을 아픈 느낌이 나도록 3분씩 골고루 주물러 주고, 다시 기본 구역을 주물러 마무리한다. 한 30번쯤 하면 효과가 나타나는데, 이때 가벼운 운동을 규칙적으로 하고 영양가가 많은 음식을 잘 먹어 주어야 한다.

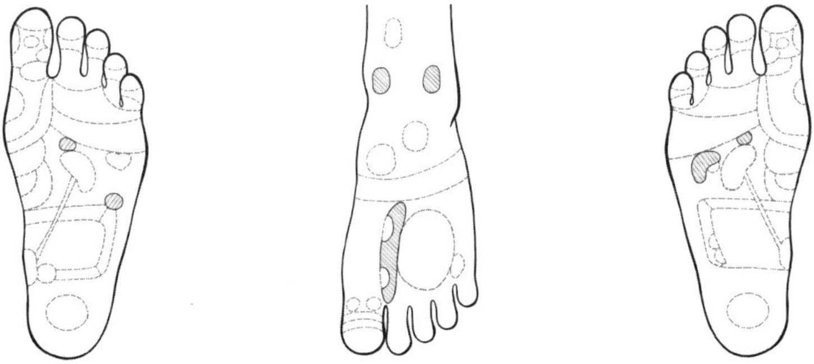

더위를 먹었을 때

기타

여름에 뜨거운 햇볕 아래에서 일하거나 오래 걷거나 하면 곧잘 더위를 먹는다. 더위를 먹으면 머리가 어지럽고 힘이 없으면서 눈앞이 가물가물하고 메스꺼워지기도 한다. 살갗이 차가워지면서 혈압이 내려가기도 한다.

더위를 먹었을 때는 먼저 옷을 편하게 풀고 다리를 높여 머리 쪽으로 피가 잘 돌게 한다. 시원한 방에 누워 온몸을 찬 수건으로 닦아 주면 체온이 내려가 증세가 조금 나아진다. 하지만 심장이나 배꼽 둘레는 닦지 말고 따뜻하게 해 주어야 한다.

발 주무르기를 할 때는 머리와 뇌간·소뇌, 뇌하수체, 흉부림프, 위, 부신, 속귀 반응구역을 주물러 주면 잘 낫는다.

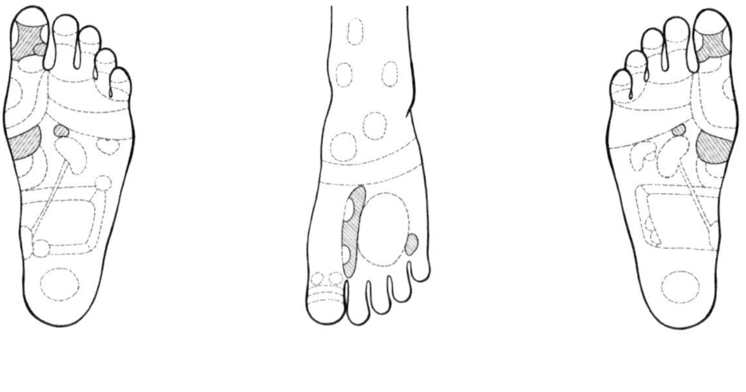

더위를 먹었을 때 좋은 말린 생강

더위를 먹어 땀이 많이 나고 기운이 없을 때는 말린 생강으로 약을 만들어 발에 붙이면 좋다. 또 소금으로 몸을 문질러도 더위 먹은 것이 잘 가라앉는다. 두 가지 방법 가운데 편한 것을 쓰면 되겠다.

· 말린 생강 붙이기

준비물: 말린 생강 20그램, 부자 20그램

하는 법: 말린 생강과 부자를 보드랍게 가루를 낸다. 가루에 따뜻한 물을 섞어 풀처럼 되직하게 만들어 두 발 가운데에 붙인다. 30~60분 뒤에 떼어 낸다.

효과: 열을 아래로 내려 보낸다. 땀이 많이 나고 팔다리가 차가운 사람에게도 좋다.

· 소금으로 온몸 문지르기

준비물: 소금 한 줌

하는 법: 소금을 한 줌 집어 몸을 문지른다. 두 손목과, 두 발바닥 가운데, 좌우 옆구리, 앞뒤 가슴 해서 모두 여덟 군데를 소금으로 잘 문질러 주면 된다. 문지른 곳이 붉어지면 기분이 가벼워지면서 몸이 낫는다.

효과: 피를 서늘하게 하고 화를 가라앉힌다.

갑상샘 기능이 떨어질 때

기타

갑상샘은 목 밑에 있는 내분비샘이다. 이 갑상샘에 문제가 있으면 몸에 필요한 갑상샘 호르몬이 적게 만들어지기 때문에 기초대사가 조절이 잘 안 된다. 그래서 쉽게 피로하고, 추위를 잘 타며, 숨이 차고, 목이 붓거나 눈이 튀어나와 보이기도 한다.

갑상샘 기능이 떨어질 때는 갑상샘과 부갑상샘, 뇌하수체, 지라, 간 반응구역을 주물러 준다. 반응구역을 3분씩 골고루 힘을 주어 주무르면 된다. 발 주무르기는 갑상샘 기능이 떨어질 때 좋은 치료법이기는 하나 시간이 오래 걸린다. 조바심 내지 말고 편한 마음으로 꾸준히 주물러야 하며, 되도록 규칙적인 생활을 하고 푹 쉬어 주는 것이 좋다.

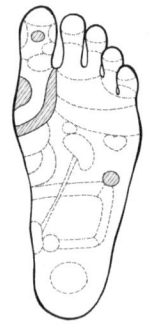

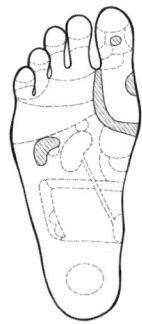

팔다리와 살갗

팔
다리
살갗

팔이 저리고 아플 때

나이가 들면서 팔이 자꾸 축 늘어지면서 저리고 아플 때가 있다. 특별한 까닭이 있어서라기보다는 몸이 늙고 기능이 떨어지면서 자연스럽게 이런 아픔이 찾아온다. 피가 잘 안 통할 때에도 팔이 저리고 아프다.

이때에는 부신, 콩팥, 수뇨관, 방광 반응구역을 주물러 주면 좋다. 반응구역을 다 주무른 다음에는 아예 무릎까지 쭉쭉 다리를 주물러 올라간다. 그러면 발에 고여 있던 피가 위로 올라가 피가 잘 통한다. 그러고 나서 발 바깥쪽에 있는 팔꿈치 관절 반응구역을 안쪽에서 바깥쪽으로 10번쯤 밀어내듯이 쓸어 올린다. 팔도 아래에서 위로 쭉쭉 주물러 주면 통증이 잘 가라앉는다.

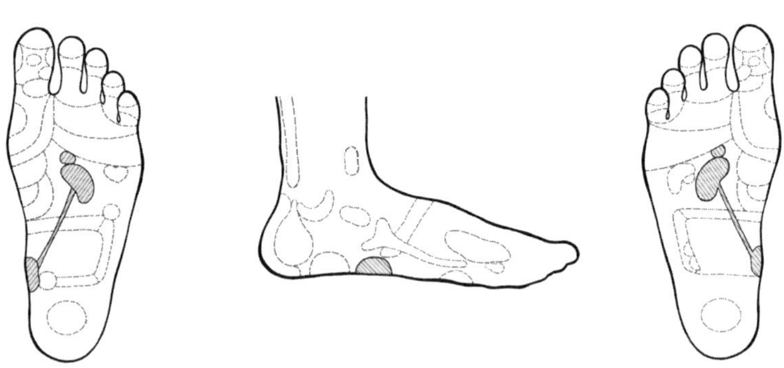

팔

팔꿈치가 아플 때

운동을 심하게 하거나, 팔을 되풀이해서 많이 쓰거나, 기혈이 잘 통하지 않거나 하면 팔꿈치가 저릿저릿 아플 때가 있다. 흔히 테니스나 배드민턴을 치는 운동선수에게 많이 나타나고 팔을 많이 쓰는 컴퓨터 사용자나 목수, 요리사, 가정주부에게도 잘 나타난다.

팔꿈치가 아플 때에는 팔꿈치 관절과 간 반응구역을 주물러 주면 좋다. 또 새끼발가락 아래로 세로띠처럼 되어 있는 부분도 잘 주물러 준다. 저리고 아픈 느낌이 들 때까지 3분쯤 집게손가락 관절로 힘주어 꽉꽉 눌러 자극하면 좋다. 무엇보다 팔꿈치가 아플 때에는 되도록 팔을 쓰지 말고 편하게 쉬는 것이 가장 좋겠다.

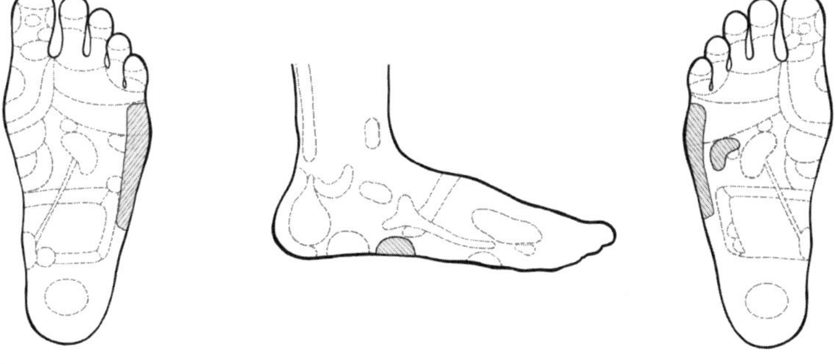

손발이 찰 때

날씨가 춥지 않은데도 손발이 유난히 찬 사람이 있다. 대개 혈액 순환이 좋지 않은 사람으로 피가 손끝과 발끝까지 잘 돌지 않아서 손발이 차고 몹시 시리다. 간이나 생식기 쪽이 약해도 이렇게 손발이 차다.

평소 손발이 차가운 사람은 따뜻하게 익힌 음식을 먹는 것이 좋다. 무, 파, 부추, 생강, 고추 같은 채소가 좋으며, 마늘과 미역을 자주 먹어 두면 신진대사가 활발해져서 손발 차가움이 많이 가라앉는다. 또 계피를 구해 차를 끓여 먹는 것도 좋다. 계피는 성질이 따뜻하고 독이 없어 피를 잘 돌게 하며 몸도 따뜻하게 해 준다.

손발이 찰 때는 간, 심장, 이마, 콩팥, 자궁·전립샘, 생식샘 반응구역을 주물러 주는 것이 좋다. 기본 구역을 잘 주무른 다음, 반응구역을 주무르고, 다시 기본 구역을 주무른다. 이때 간 반응구역은 오른발에, 심장 반응구역은 왼발에만 있으니 잘 살펴서 주무른다. 발 안쪽과 바깥쪽에 있는 자궁·전립샘과 생식샘 반응구역도 함께 잘 주물러 준다. 다 마친 다음에 종아리를 잡아 아래에서 위쪽으로 둥글게 풀어 주면 더 좋다.

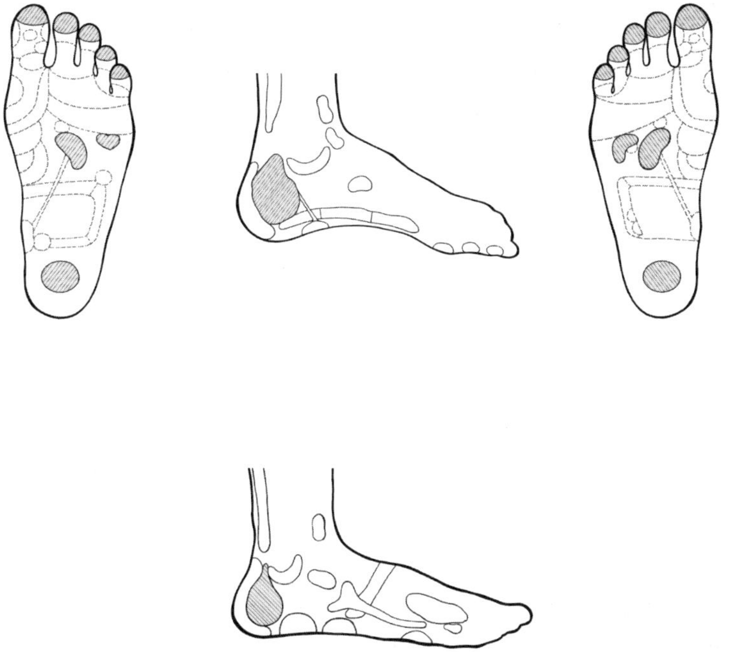

다리가 부었을 때

물을 많이 먹고 자거나 몸이 몹시 피곤할 때 아침에 일어나면 다리가 퉁퉁 부어 있기 쉽다. 그러면 보기도 안 좋을뿐더러 몸도 몹시 힘들다. 흔히 '부종'이라 부르는 이런 병증은 오줌을 걸러 내는 콩팥이 안 좋을 때나, 심장이 약하거나, 피가 잘 돌지 않을 때 생긴다. 따라서 반응구역도 심장과 콩팥을 튼튼하게 해 주는 곳을 주물러 주어야 한다.

다리가 자주 붓는 사람은 옥수수수염을 모아 두었다가 차를 끓여 먹으면 좋다. 옥수수수염을 모을 때에는 수염만 챙기지 말고 알을 떼고 남은 속대도 함께 챙기자. 속대 두어 개를 옥수수수염과 함께 큰 주전자에 넣어 한 시간쯤 끓이면 구수한 차가 되는데, 이 차가 몸이 붓는 데에 아주 좋기 때문이다. 콩팥에 결석이 있는 사람에게도 좋다.

다리가 부었을 때는 심장과 콩팥, 수뇨관, 방광, 가슴뼈, 허리뼈, 엉치등뼈 반응구역과 목·어깨림프, 흉부림프, 복부림프 반응구역을 주물러 주면 피가 잘 돌면서 부은 것이 가라앉는다. 기본구역을 잘 주무른 다음, 반응구역을 누르고 밀면서 자극하고, 다시 기본 구역을 잘 주무른다. 마지막으로 아래쪽에서 위쪽으로 종아리를 쓸어 올려 시원하게 풀어 준다.

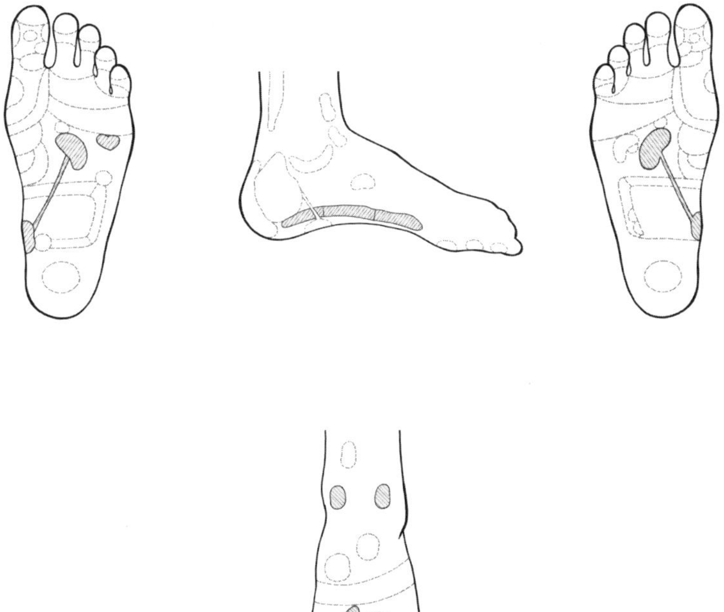

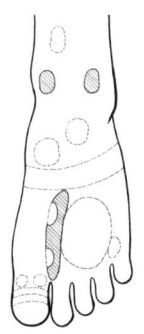

다리에 쥐가 났을 때

찬물에서 수영을 하거나, 한 자세로 오래도록 꿇어 앉아 있거나 하면 다리에 곧잘 쥐가 난다. 그러면 장딴지가 꿋꿋해지면서 발이 바늘로 찌르는 듯 쑤시고 아프다. 이때에는 엄지발가락과 넷째발가락을 주물러 주면 좋다. 특히 넷째발가락은 쥐가 났을 때 뻣뻣하게 굳어 있기 쉬운데, 간과 쓸개 경락이 통하기 때문이다. 근육이 팽팽하게 긴장해 있을 때 넷째발가락을 부드럽게 풀어 주면 경련이 잘 가라앉는다.

먼저 발을 따뜻하게 비빈 다음에 쥐가 난 곳을 꼼꼼히 주무른다. 더불어서 엄지발가락과 넷째발가락을 주무르고, 당기고, 비벼서 자극해 준다. 발을 다시 따뜻하게 주물러 마무리한다.

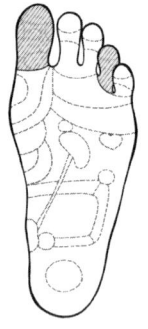

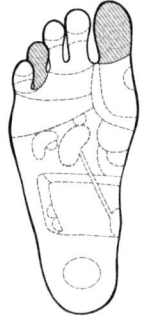

다리가 뻐근하고 아플 때

다리

주말에 등산을 좀 심하게 하거나 무리해서 갑자기 운동을 시작하거나 하면 이튿날 다리가 뻐근하면서 당기고 알이 배어 몹시 아프다. 다리는 평소 꾸준히 운동을 하지 않으면 조금만 무리해도 바로 표시가 나기 때문인데, 그렇다고 모처럼 시작한 운동을 멈추는 것은 왠지 아깝다. 발 주무르기로 통증을 가라앉히자.

먼저 발을 잘 주무른 다음 용천혈과 콩팥 반응구역을 5초쯤 지그시 눌렀다가 5초쯤 떼었다가를 10회쯤 되풀이한다. 발가락 사이사이도 잘 주물러 자극하고, 종아리를 아래쪽에서 위쪽으로 쭉쭉 쓸면서 주물러 준다. 마지막으로 용천혈을 10초쯤 지그시 눌러서 마무리하면 다리가 시원해진다.

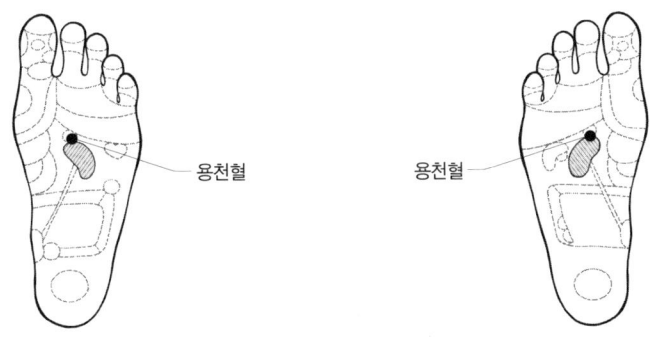

다리를 삐었을 때 좋은 족삼리혈

헛걸음질을 하거나 계단 같은 것을 잘못 밟았을 때, 또는 구덩이 같은 것에 빠졌을 때 발이 확 꺾이면서 다리를 삐게 된다. 발목뿐 아니라 다리 위까지 저리면서 저절로 발을 절게 되는데 이때 족삼리혈을 자극하면 증세가 가라앉는다.

족삼리혈은 무릎에서 아래로 3치(9센티미터쯤) 내려가 다시 바깥쪽으로 1치(3센티미터쯤) 나가 있는 혈로 정강이뼈 바깥쪽 둘레의 두 힘살 사이 우묵한 곳에 있다. 다리를 삐었을 때 엄지손가락으로 이 족삼리혈을 30초쯤 꾹 눌러 주면 아픔이 가라앉고 다리도 잘 삐지 않는다. 서거나 눕는 것보다는 의자에 앉아서 자극하는 것이 효과가 있다.

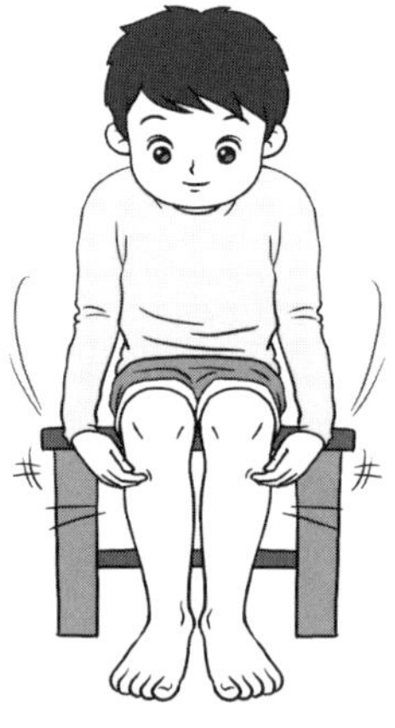

여드름

살갗

얼굴에 뾰족뾰족 발갛게 돋아나는 여드름은 흔히 '청춘의 상징' 이라 불린다. 사춘기에 많이 걸리기 때문인데 사춘기는 제2의 성장기로 호르몬이 아주 왕성하게 나올 때다. 이 왕성한 호르몬이 살갗 밑의 기름샘(피지샘)을 건드려서 살갗에 발갛게 여드름이 돋는 것이다.

여드름에는 콩팥을 비롯해 부신, 뇌하수체, 작은창자, 생식샘, 목·어깨림프, 흉부림프, 복부림프 반응구역을 주무른다. 복사뼈 둘레와 발꿈치도 꼼꼼히 함께 주물러야 효과가 크다. 주무르기가 끝난 뒤에는 종아리를 아래쪽에서 위쪽으로 쓸어 준다.

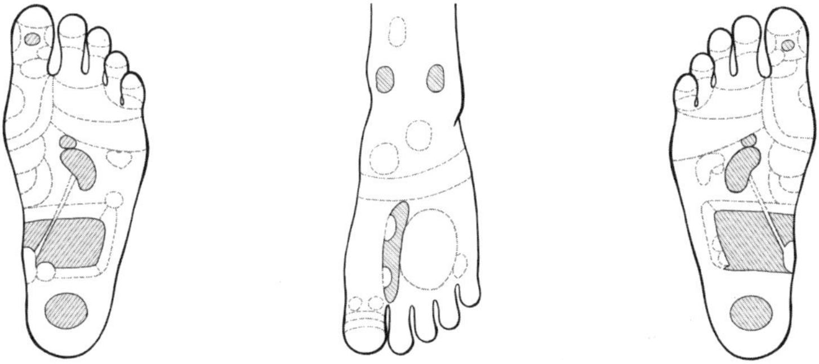

습진

습진은 갖가지 자극 때문에 살갗에 일어나는 염증을 이른다. 흔히 손에 잘 걸리는데 살갗이 벌겋게 붓거나 우툴두툴 부르트고, 물집이나 딱지가 생기기도 한다. 살갗이 짓무르거나 까칠해지기도 하는데 몹시 가렵다.

습진에 걸렸을 때는 부갑상샘과 폐·기관지, 부신, 콩팥, 수뇨관, 방광, 복강신경총, 지라, 목·어깨림프, 흉부림프, 복부림프 반응구역을 주물러 준다. 특히 림프 반응구역은 습진이 어디에 걸렸느냐에 따라 집중해서 주무를 곳을 결정한다. 곧 윗몸에 생긴 사람은 목·어깨림프를, 가슴에 생긴 사람은 흉부림프를, 배나 다리에 생긴 사람은 복부림프를 주물러 주어야 한다.

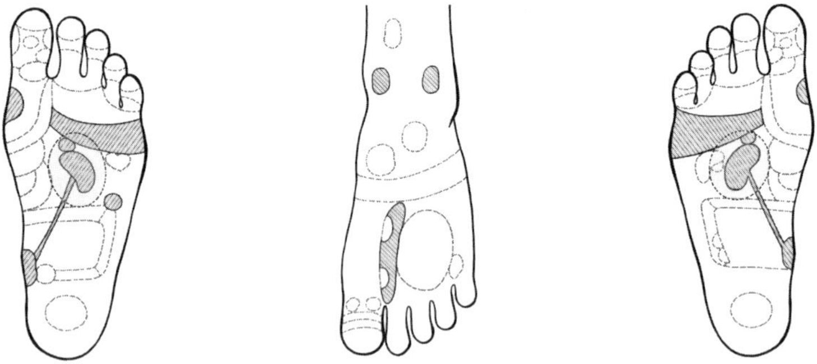

동상

동상은 추위 때문에 살갗이 얼어서 상하는 것을 말한다. 흔히 손가락이나 발가락에 많이 생기고 손등과 발등, 발뒤꿈치 들에도 잘 생긴다. 주위가 따뜻하면 더 심하게 가렵고, 오래되거나 상태가 심하면 상처 둘레가 헐면서 살갗이 죽기도 한다.

동상에는 머리 반응구역을 비롯해 뇌하수체, 부신, 콩팥, 수뇨관, 방광, 지라, 간, 폐·기관지, 목·어깨림프, 흉부림프, 복부림프 반응구역을 자극해 주면 좋다. 동상에 걸렸을 때는 갑자기 따뜻하게 하면 상한 조직이 더욱 상하게 되므로 천천히 조금씩 자연적으로 따뜻하게 해 주는 것이 중요하다. 하지만 어느 정도 회복된 다음에는 따뜻한 물에 자주 마사지를 해 주는 것이 좋다.

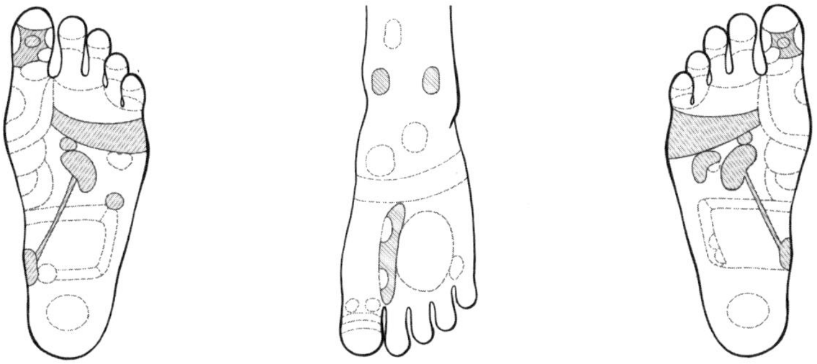

무좀

살갗

무좀은 세균이나 곰팡이가 몸에 들어와 생기는 피부병이다. 몸에서도 특히 축축하고 따뜻한 곳을 세균이 좋아하는데 손바닥이나 발바닥, 발가락 사이에 많이 생긴다. 무좀에 걸리면 물집이 잡히거나 부스럼이 돋고 살갗이 짓무르거나 벗겨지기도 하는데 몹시 가렵다.

무좀에는 부신 반응구역을 비롯해 간, 지라, 심장, 폐 · 기관지, 콩팥, 수뇨관, 방광, 목·어깨림프, 흉부림프, 복부림프 반응구역을 주물러 주어야 한다. 특히 무좀이 생긴 발가락은 자주 비틀고, 꼬집고, 당기고, 주무르고 해서 강하게 자극하는 것이 좋다. 발가락 사이의 얇은 살도 꼬집고 당겨 자극한다.

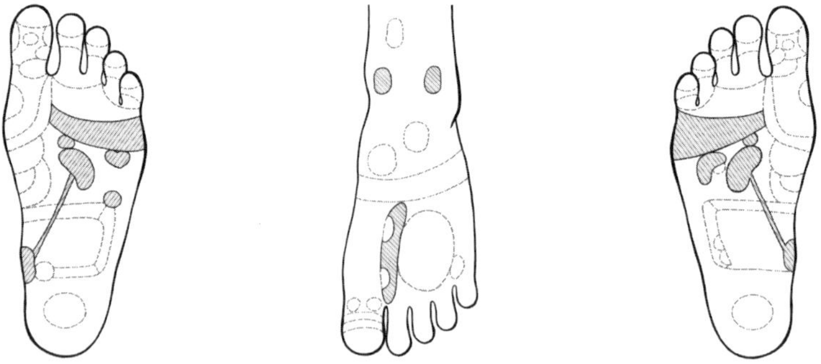

티눈

살갗

티눈은 손이나 발에 잘 생기는 사마귀 비슷한 굳은살이다. 살갗 한쪽이 오랫동안 눌리거나, 비벼지거나, 자극을 받게 되면 살이 딱딱해지면서 티눈이 생긴다. 흔히 발가락과 발바닥에 많이 생기는데 안에 신경이 닿아 있기 때문에 누르면 몹시 아프다.

티눈이 생겼을 때는 먼저 발 전체를 잘 쓰다듬은 뒤에 셋째발가락과 넷째발가락, 새끼발가락을 힘주어 주무르고 당겨서 자극해 준다. 다섯 발가락 아래 뿌리 부분 또한 엄지손가락으로 모두 누르면서 비벼 준다. 티눈이 있는 곳은 특별히 정성껏 엄지손가락으로 힘주어 누르면서 비비기를 3~5분쯤 한다. 다시 발 전체를 잘 쓰다듬어 마무리한다.

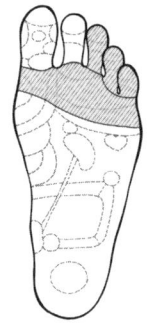

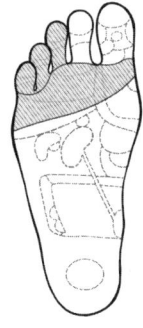

옴

살갗

옴은 옴진드기(옴벌레)가 몸에 기생하면서 일으키는 피부병이다. 손가락이나 발가락 사이, 겨드랑이 같은 연한 살부터 짓무르기 시작하여 온몸으로 퍼진다. 몹시 가렵고 밤에는 특히 더 심한데, 살갗이 헐거나 딱딱한 돌기가 생기기도 한다.

옴이 올랐을 때는 콩팥 반응구역을 비롯해 부신, 수뇨관, 방광, 간, 지라, 생식샘, 흉부림프 반응구역을 자극하는 것이 좋다. 발을 잘 주무르고 나서 반응구역을 주무르는데, 효과가 오래 가도록 강하게 힘을 주어 자극한다. 다시 발을 잘 주물러 마무리한다.

옴은 전염성이 있기 때문에 치료를 할 때 같이 사는 식구도 함께하는 것이 좋고, 이불이나 수건은 깨끗이 삶아 써야 한다.

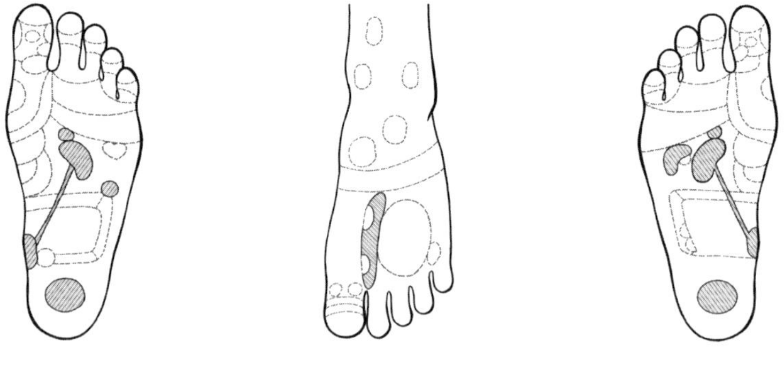

종기나 부스럼이 났을 때

살갗

종기는 살갗의 털구멍 같은 곳으로 세균이 들어가 생기는 피부병이다. 심하면 염증이 생긴 곳이 빨갛게 곪으면서 망울이 둥글게 만져지는데 누르면 쑤시듯이 아프다. 그러다가 고름 딱지가 앉고 문드러지면서 상처 둘레가 화산 입구처럼 갈라진다.

종기가 났을 때는 부신 반응구역과 목·어깨림프, 복부림프, 생식샘 반응구역을 주물러 주면 좋다.

종기가 난 곳은 늘 깨끗이 씻고 잘 말려 주어야 한다. 그리고 헐렁한 옷을 입어 통풍이 잘 되게 하는 것이 좋다. 또 종기가 처음 생겼을 때는 얼음찜질이나 찬찜질을 하는 것이 좋지만 완전히 곪았을 때는 따뜻한 찜질을 하는 것이 좋다.

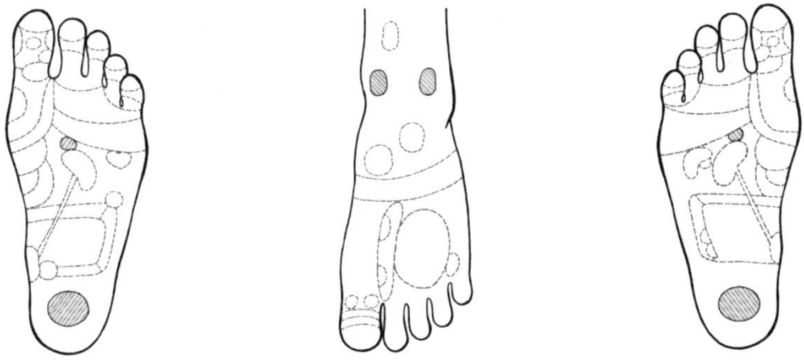

두드러기가 생겼을 때

살갗

두드러기는 온몸에 발긋발긋 깨알 같은 것이 돋으면서 몹시 가려운 병이다. 흔히 음식이나 약을 잘못 먹었을 때, 옻나무 같은 것을 건드리거나 둘레 환경이 변했을 때 잘 생긴다. 급성일 때는 생겼다가 몇 시간 만에 가라앉기도 하지만, 심할 때에는 몇 주일이나 몇 달이 가기도 한다.

두드러기에는 부갑상샘 반응구역을 비롯해 간, 쓸개, 부신, 콩팥, 폐·기관지, 가로창자, 목·어깨림프, 흉부림프, 복부림프 반응구역을 주물러 준다. 반응구역을 주무르는 것 앞뒤로 기본 구역도 잘 주물러 준다. 두드러기 때문에 가려움이 심할 때는 얼음으로 상처 부위를 문질러 주면 조금 가라앉는다.

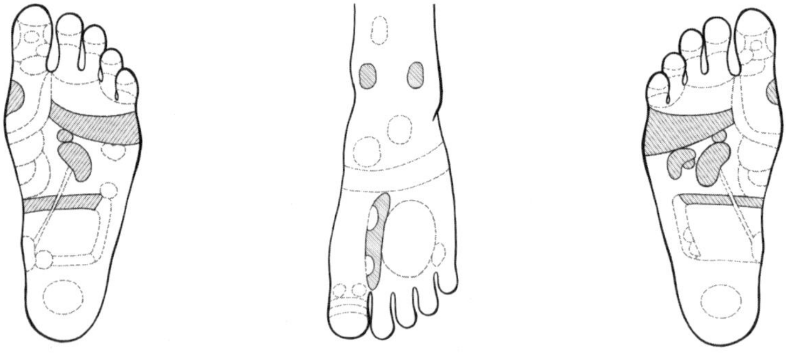

얼굴과 온몸

얼굴
온몸

기미와 주근깨가 심할 때

기미는 얼굴에 거뭇하게 끼는 얼룩이나 잡티를, 주근깨는 뺨이나 콧등에 깨를 뿌려 놓은 듯 돋아나는 잘고 검은 점을 이른다. 모두 피부에 멜라닌 색소가 지나치게 많아져서 생긴다. 희고 깨끗한 피부를 원하는 여자들에게는 아주 골칫거리여서 흔히 '여자 피부의 적' 이라고 불린다.

기미와 주근깨는 몸 안에서 호르몬의 균형이 잘 맞지 않을 때 생긴다. 또 스트레스를 심하게 받거나 신경을 많이 쓰거나 해도 기미가 잘 늘어난다. 이럴 때에는 따뜻한 물에 족욕을 해 주면 좋다. 특히 피부를 깨끗하고 촉촉하게 해 주는 오이를 넣어서 족욕을 하면 효과를 더욱 크게 볼 수 있다. 날마다 20분쯤 따뜻한 물을 받아 하면 된다.

발 주무르기로 기미와 주근깨를 없애려면 갑상샘 반응구역을 비롯해 뇌하수체, 부신, 콩팥, 작은창자, 가슴뼈, 허리뼈, 엉치등뼈, 생식샘, 자궁·전립샘 반응구역을 주물러 주면 좋다. 특히 생식샘 반응구역이 있는 발뒤꿈치를 자주 자극해 주면 호르몬 분비가 좋아져서 기미와 주근깨를 막아 준다. 기본 구역을 잘 주무른 다음, 반응구역을 힘주어 자극하고, 다시 기본 구역을 잘 주물러 마무리한다.

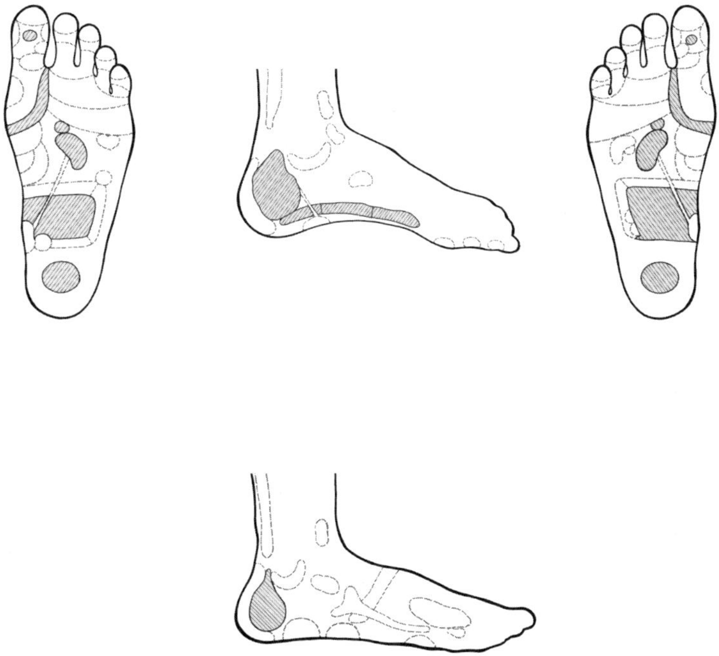

맑고 깨끗한 피부로 가꾸고 싶을 때

얼굴

아기처럼 맑고 깨끗한 피부는 대부분 사람들 모두가 원하는 것이다. 하지만 실제로 이런 피부를 가진 사람을 보기가 쉽지는 않은데, 발 주무르기로 한번 얼굴을 깨끗하게 가꿔 보자.

맑고 깨끗한 피부를 원할 때는 복강신경총 반응구역을 비롯해 뇌하수체, 폐·기관지, 위, 췌장, 십이지장, 작은창자 반응구역을 주물러 주는 것이 좋다. 기본 구역을 잘 주무른 다음, 반응구역을 힘주어 자극하고, 다시 기본 구역을 잘 주무르면 된다.

위와 창자 반응구역을 주무르면 소화 기관이 튼튼해져서 피부가 맑아지고, 뇌하수체와 복강신경총 반응구역을 주무르면 호르몬의 균형이 잘 맞아서 피부에 문제가 없어지고 깨끗해진다.

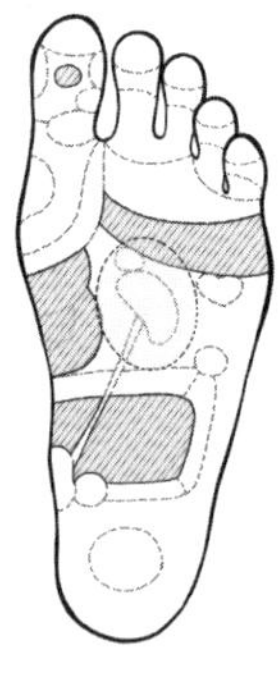

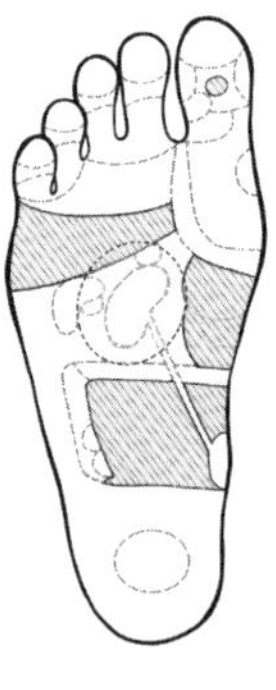

눈 밑에 그늘이 생겼을 때

얼굴

몹시 피곤하거나, 스트레스가 많거나, 잠이 부족하거나 해서 몸이 지치고 힘들면 눈 밑에 검은 그늘 같은 것이 생긴다. 흔히 '다크 서클' 이라 불리는 이 검은 주름은 한 번 생기면 잘 없어지지도 않는다.

다크 서클을 없애려면 이마 반응구역과 삼차신경, 눈, 목, 목뼈, 간, 심장, 부신, 지라 반응구역을 주물러 주면 좋다. 부신 반응구역은 피로와 스트레스를 풀어 주고, 간 반응구역은 몸 안의 독소를 잘 빠져 나가게 도와줄 것이다. 또 발가락 사이사이도 힘을 주어 잘 주물러 준다. 집게손가락으로 눈 둘레를 안쪽에서 바깥쪽으로 돌아가며 눌러 주면 다크 서클이 좀 열어진다.

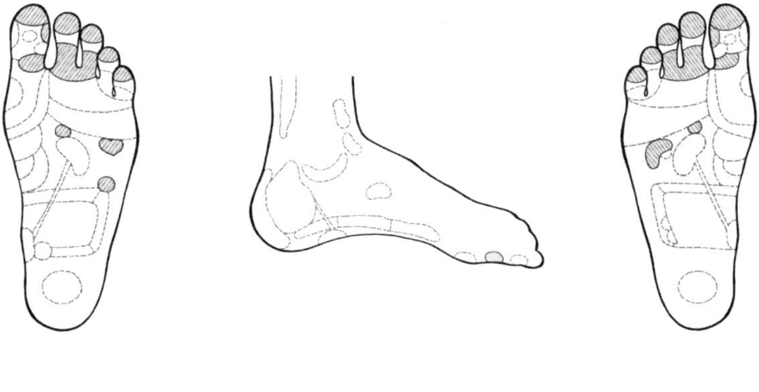

탱탱한 피부로 가꾸고 싶을 때

나이가 들거나, 피곤하거나, 날씨가 추워지거나 하면 피부가 거칠어지면서 마르고 축 처진다. 나이 드는 거야 누구나 다 겪는 일이니 어쩔 수 없지만, 그렇다고 멍하니 손 놓고 있지만 말고 조금은 피부에 신경을 써 주자. 10분만 시간을 내어 발을 주무르면 피부가 마르고 처지는 것을 막아 좀 더 오래 매끄럽고 탱탱한 피부를 지닐 수 있을 것이다.

피곤할 때도 발 주무르기를 잘해 주면 몸이 따뜻해지고 피가 잘 돌아 피부가 활기를 되찾는다. 또 세수를 할 때 처음에는 미지근한 물로 씻고, 마지막은 찬물로 헹궈 자극을 주면 피부가 긴장을 해서 더 탱탱해진다.

피부에 활기를 주려면 먼저 발을 골고루 잘 주무른 다음, 생식샘 반응구역을 비롯해 콩팥, 수뇨관, 방광, 자궁·전립샘 반응구역을 꾹꾹 눌러 자극한다. 생식샘 반응구역은 호르몬의 균형을 잘 맞춰 피부를 촉촉하고 탱탱하게 해 주며, 콩팥과 방광 반응구역은 몸의 나쁜 것을 내보내 피부가 늙는 것을 막아 준다. 다시 발을 골고루 주물러 마무리한다.

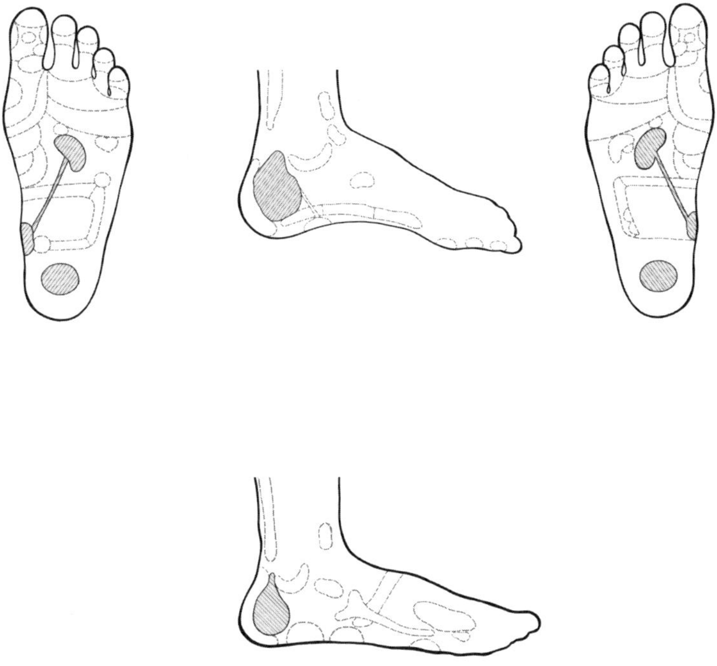

얼굴을 갸름하게 만들고 싶을 때

사람은 태어난 대로 사는 것이 가장 예쁘지만 가끔은 얼굴이 조금만 작았으면, 얼굴이 조금만 갸름했으면 하고 바랄 때가 있다. 이때 무리한 방법을 쓰지 말고 얼굴 경락과 이어지는 발 반응구역을 주물러 주면 얼굴을 마사지하는 것과 거의 비슷한 효과가 있어 얼굴선이 예뻐진다.

먼저 기본 반응구역을 잘 주무른다. 그 다음에 얼굴과 이어져 있는 삼차신경 반응구역을 비롯해 위턱, 아래턱, 뇌하수체, 목뼈 반응구역을 지그시 누르고 쓰다듬고 밀면서 자극해 준다.

반응구역 말고도 발가락 사이사이도 꼼꼼하게 잘 주물러 준다. 발가락에 손가락을 끼고 가볍게 돌려 준 다음에 위로 잡아당기면서 충분히 당겨 자극을 준 뒤에 손가락을 빼면 된다. 이렇게 발가락 사이를 자극하면 얼굴의 부기가 잘 빠진다. 다시 기본 구역을 잘 주물러 마무리한다.

평소에도 발을 잘 주물러 주면 얼굴이 붓지 않아서 좋다. 특히 발등에 있는 턱 반응구역과 엄지발가락 안쪽에 있는 삼차신경 반응구역은 꾸준히 자극하고 눌러 주면 얼굴선을 작고 예쁘게 다듬는 데 큰 도움이 된다.

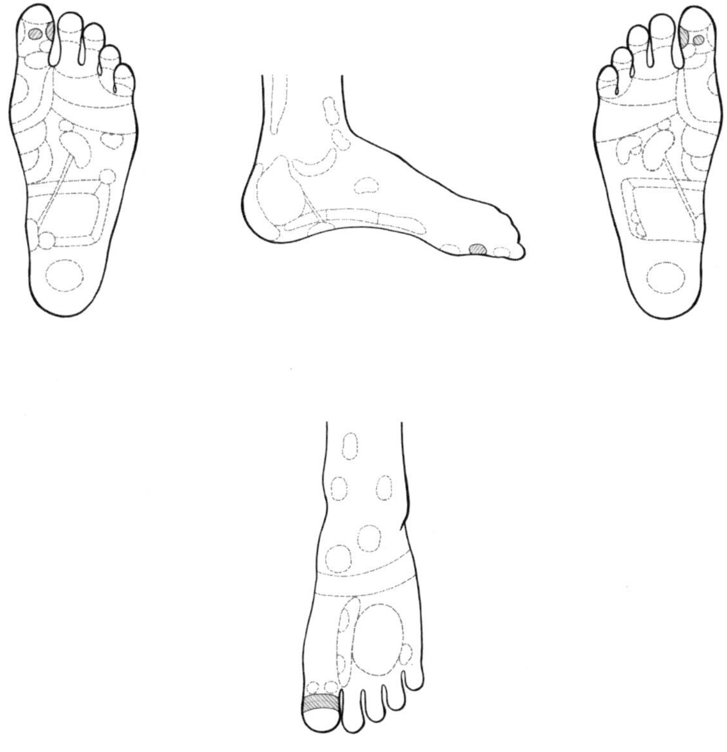

얼굴이 부어 있을 때

아침에 일어났을 때 눈도 뜨지 못할 만큼 얼굴이 몹시 부어 있을 때가 있다. 과로하거나, 스트레스가 많이 쌓이거나, 콩팥이 안 좋거나, 생활이 불규칙하거나 할 때 이렇게 얼굴이 잘 붓는다. 제때 부기를 빼지 않으면 피부에 나쁜 것이 쌓여 좋지 않다.

얼굴의 부기를 빼고 몸의 피곤함을 덜려면 콩팥과 수뇨관, 방광, 부신, 작은창자, 흉부림프 반응구역을 주물러 주어야 한다. 발을 골고루 잘 주무른 다음, 반응구역을 누르듯이 자연스럽게 힘을 주어 주물러 주고, 다시 발을 고루 주물러 마무리한다. 발등에 있는 흉부림프 반응구역은 특히 부드럽고 천천히 주물러 주는데 그러면 얼굴에 고여 있던 부기가 잘 빠져나간다.

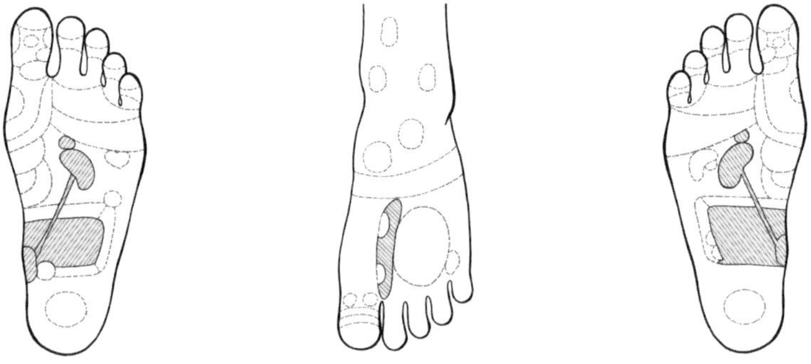

얼굴이 떨리고 마비되었을 때

얼굴이나 눈 근육이 가끔 실룩거리며 떨릴 때가 있다. 그러다가 어느 날 아침 일어났을 때는 얼굴이 삐뚤어지면서 굳어 버려 잘 움직일 수 없게 되기도 한다. 찬 기운이 몸에 들이닥치거나, 뇌졸중이나 뇌출혈처럼 뇌에 얽힌 병이 있거나 할 때 이렇게 얼굴이 실룩이다가 마비가 되어 버린다.

이때에는 삼차신경, 머리, 뇌하수체, 이마, 귀, 눈, 간, 지라, 콩팥, 위, 심장 반응구역을 주물러 준다. 발을 잘 주무른 뒤에, 반응구역을 아프고 저린 느낌이 날 때까지 힘주어 자극하고, 다시 발을 골고루 잘 주무른다. 또 매일 아침저녁으로 두 손을 따뜻하게 비벼서 얼굴을 문질러 주면 마비를 푸는 데에 좋다.

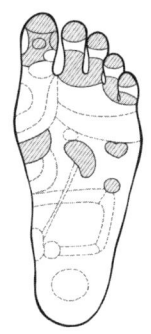

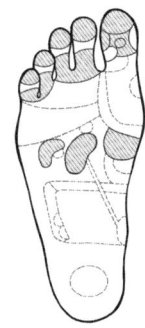

비만

온몸

비만은 살이 쪄서 몸이 몹시 뚱뚱한 것을 이르는데 요즘에는 거의 병으로 친다. 아예 '건강의 적' 이라 부르는데 지나치게 찐 살이 내장을 눌러 여러 가지 병을 일으키거나, 무릎이나 허리에도 부담을 주고, 몸을 힘들게 하기 때문이다.

몸이 지나치게 뚱뚱해 비만이라고 느껴진다면 갑상샘과 머리, 뇌하수체, 지라, 간 반응구역을 눌러 준다. 기본 구역을 주무른 뒤에, 반응구역을 저마다 3분씩 힘주어 주물러 주고, 다시 기본 구역을 주물러 마무리한다.

치료하는 동안에는 달거나 지방이 많은 음식을 피하고 채소와 과일과 물을 많이 먹는다. 가벼운 운동을 곁들인다면 더욱 좋다.

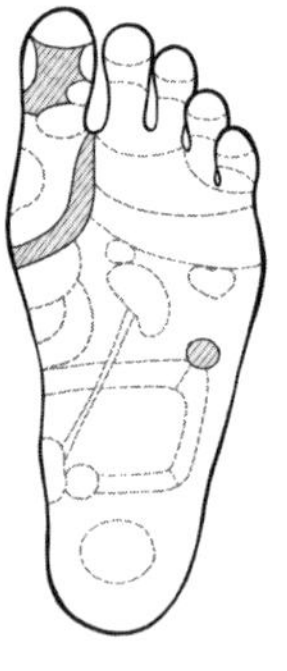

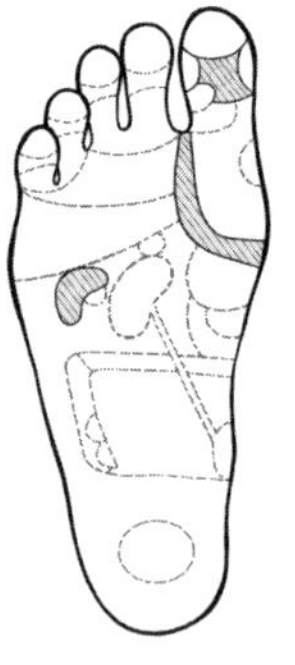

살을 빼고 싶을 때

온몸

요즘 사람들은 마르고 날씬한 몸매를 좋아해서 별로 살이 찌지 않은 사람도 자꾸 더 살을 빼려고 한다. 마른 몸매가 딱히 예쁜 것도 아니고, 굶으면서까지 살을 빼는 것이 오히려 몸에 더 무리가 가는데도 '날씬한 몸매'의 유혹은 떨치기 힘든가 보다. 이때 무작정 굶지만 말고 발을 자극해 보자. 신진대사가 활발해져 노폐물이 빠져 나가고 소화도 잘 되어 살찌는 것을 막을 수 있다.

먼저 기본 구역을 잘 주무른 다음, 뇌하수체와 갑상샘, 위, 췌장, 십이지장, 작은창자, 부신, 허리뼈, 엉치등뼈 반응구역을 누르고 밀면서 잘 주물러 준다. 다시 기본 구역을 잘 주무른 다음 종아리까지 풀어 준 뒤에 마무리한다.

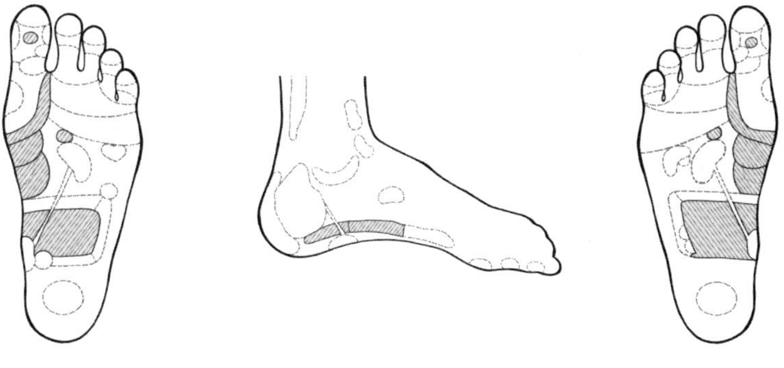

뱃살을 빼고 싶을 때

온몸

다른 곳은 홀쭉하게 말랐는데 유난히 아랫배가 튀어나온 사람이 있다. 흔히 달거나 기름에 튀긴 음식을 좋아하고, 술을 잘 먹거나, 소화가 잘 안 되는 사람이 이렇게 아랫배가 볼록 튀어나온다. 스트레스가 많을 때도 뱃살이 나온다.

뱃살을 빼고 싶다면 복강신경총 반응구역과 위, 췌장, 십이지장, 작은창자, 간, 쓸개 반응구역을 주물러 주면 좋다. 이렇게 소화기 반응구역을 골고루 주물러 주면 배에 있는 지방이 잘 빠진다. 기본 구역을 잘 주무른 뒤, 반응구역을 힘주어 자극하고, 다시 기본 구역을 주물러 마무리한다. 이때 발 옆으로 활처럼 둥글게 휘는 족궁도 함께 쭉쭉 밀어 주면 더 좋다.

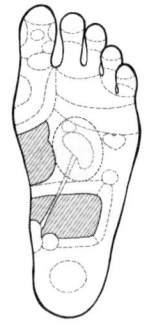

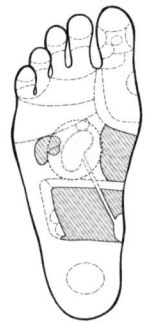

다리를 날씬하게 하고 싶을 때

온몸

길고 날씬한 다리는 보기도 좋지만 건강에도 좋다. 발이 쉽게 부으면서 쑤시고 종아리까지 굵은 다리는 대개 피가 잘 돌지 않아서 그런 것이기 쉽기 때문이다. 피가 돌지 않으면 지방이 그대로 다리 아래에 남아 다리를 굵게 만든다.

날씬한 다리를 만들려면 다섯 발가락에 있는 이마 반응구역과 뇌하수체, 부신, 콩팥 반응구역을 주물러 주면 좋다. 먼저 기본 구역을 잘 주무르고 난 뒤, 반응구역을 꾹꾹 힘주어 자극하고, 다시 기본 구역을 주물러 마무리한다. 다 끝난 뒤에는 종아리를 아래쪽에서 위쪽으로 끌어당기듯이 주물러서 풀어 준다.

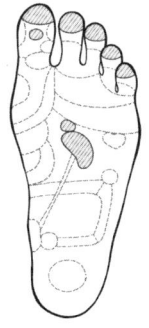

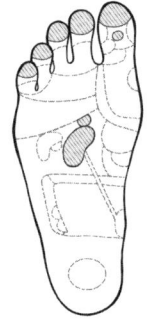

가슴을 예쁘게 가꾸고 싶을 때

아이를 낳아 키우다 보면 저절로 가슴이 처지고 탄력이 없어진다. 굳이 아이 엄마가 아니더라도 가슴이 조금 처지거나 못생겼다 싶으면 신경이 쓰이기 마련이다. 이때 발등에 있는 가슴 반응구역을 주물러 주면 가슴을 안마하는 것과 비슷한 효과를 볼 수 있어 가슴이 예뻐진다.

먼저 기본 구역을 잘 주무른 다음에, 발등에 있는 가슴 반응구역을 비롯해 목·어깨림프, 흉부림프, 복부림프, 늑골 반응구역과 뇌하수체, 생식샘, 자궁·전립샘 반응구역을 잘 주물러 준다. 발등에 있는 반응구역을 주무를 때는 발바닥보다 조금 더 부드럽게 해서 뼈를 다치지 않게 한다. 마지막으로 다시 기본 구역을 잘 주물러 마무리한다.

가슴이 예쁜 것도 좋지만 그보다는 튼튼하고 아프지 않는 것이 더 중요하다. 그런데 가끔 여자들이 가슴 통증을 호소하는 경우가 있다. 대개 월경 즈음해서 나타나는데 유방이 커지면서 열이 나고 옷깃만 스쳐도 아프다. 이때에는 발등의 가슴 반응구역과 더불어 엄지발가락과 발바닥 가운데 부분을 주물러 주면 잘 낫는다. 예쁜 것도 좋지만 건강을 함께 챙기는 것도 지혜의 하나이겠다.

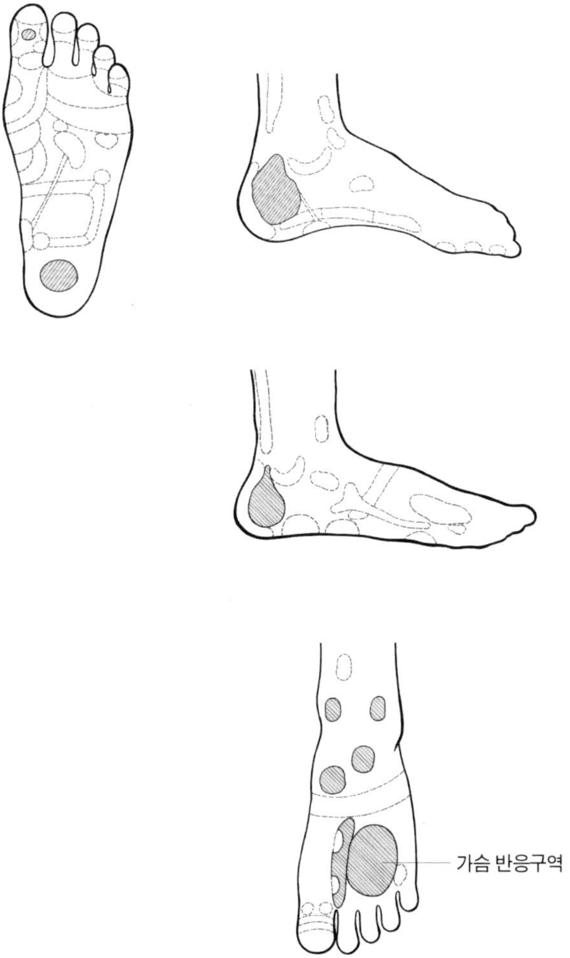
가슴 반응구역

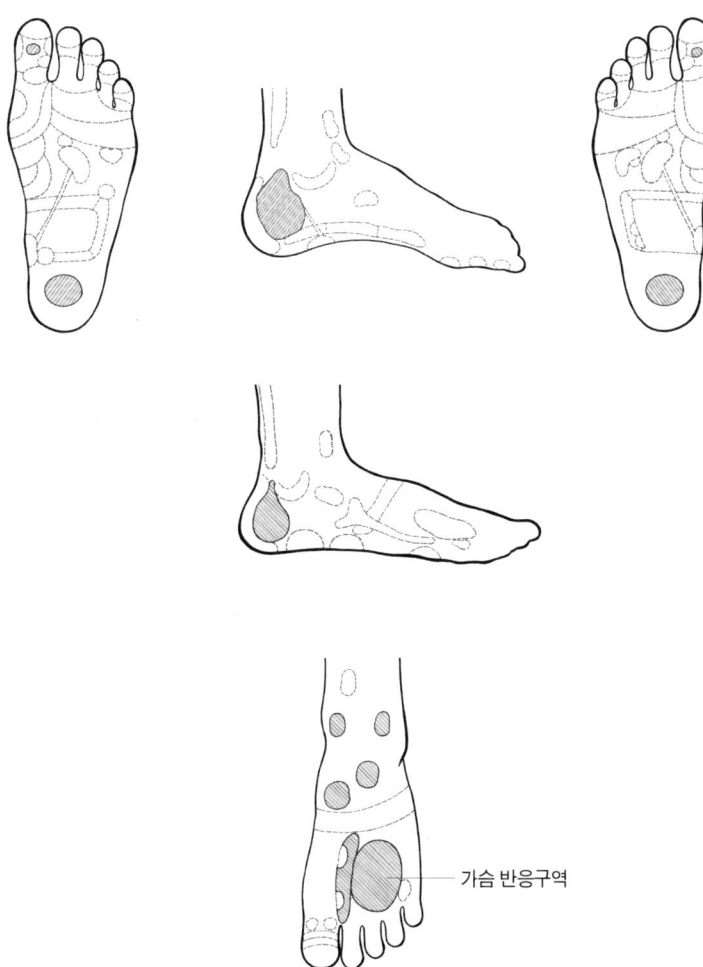

몸 반쪽이 마비되었을 때

뇌졸중으로 쓰러지거나 뇌출혈, 뇌색전 같은 뇌의 병이 있거나 하면 몸 반쪽이 굳어서 잘 움직이지 못하게 된다. 손발이 마비되는 것은 물론, 말도 잘 안 나오고 숨 쉬는 것도 불편하며, 기억을 잘 못하기도 한다. 흔히 몸이 뚱뚱하고 기름진 음식을 많이 먹는 사람, 걱정이 많고 화를 자주 내는 사람, 술을 많이 마시는 사람들이 이렇게 잘 쓰러진다.

뇌졸중으로 쓰러졌을 때는 손발을 따고 무조건 병원으로 가는 것이 좋은데, 급한 고비를 넘고 나면 발 주무르기를 해 보자. 병이 빨리 낫도록 도와줄 것이다.

먼저 발 전체를 따뜻하게 주물러 준 다음에, 머리 반응구역과 뇌하수체, 이마, 콩팥, 간, 지라, 고관절, 어깨, 팔꿈치 관절, 무릎 반응구역을 주물러 준다. 발바닥 가장자리 아래쪽으로 세로띠 모양으로 생긴 구역도 함께 잘 주무른다. 반응구역을 3분씩 주물러 주고 나서 다시 발 전체를 주물러 마무리한다.

이때 혈압이 지나치게 높은 사람은 반응구역을 부드럽게 주물러 주어야 한다. 그 밖의 경우에는 반응구역에 저리고 아픈 느낌이 있을 때까지 힘껏 주무르는 것이 좋다.

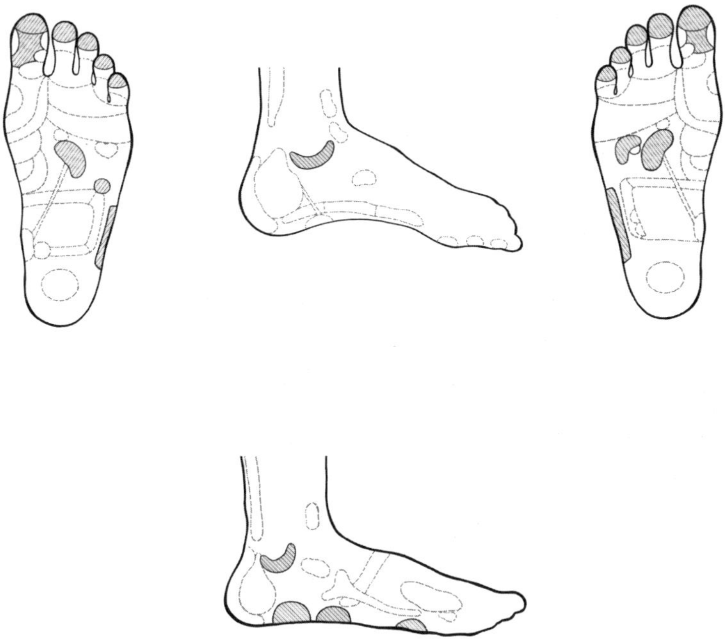

부록

몸이 건강해지는 발 운동

발은 우리 몸에서 가장 많이 움직이는 곳이자, 몸속 구석구석과 이어지는 중요한 기관이다. 따라서 발을 적당히 자극하고 적절히 풀어 주면 몸도 편안해지고 기운도 솟는다. 발을 주무르거나 자극할 때는 몸에서 힘을 빼고 느긋한 상태에서 천천히, 가볍게 하는 것이 좋다. 또 발을 주무르기 전에 따뜻한 물에 발을 3분쯤 담그고 있다가 하면 효과가 더욱 좋다.

다음에 날마다 하면 좋은 12가지 발 운동 동작들을 모아 보았다. 굳이 순서나 시간을 정확히 지키려고 애쓸 필요는 없고, 자기에게 맞는 동작을 골라서 자기 몸 상태에 맞추어 스스로 계획을 세워 편하게 하면 된다.

| 발과 다리 주무르기 |

하는 법: 두 손으로 허벅지 아랫부분을 감싼 뒤 힘껏 발가락까지 주무른다. 그러고 나서 다시 발가락에서 위로 허벅지 아랫부분까지 주물러 올라온다. 같은 방법으로 다른 다리도 주무른다. 이렇게 10~20번 거듭한다.

좋은 점: 관절이 부드러워지고 다리 근육이 튼튼해진다. 또 다리가 붓거나, 근육이 오그라들거나, 종아리 정맥이 늘어나거나 하는 것을 막을 수 있다.

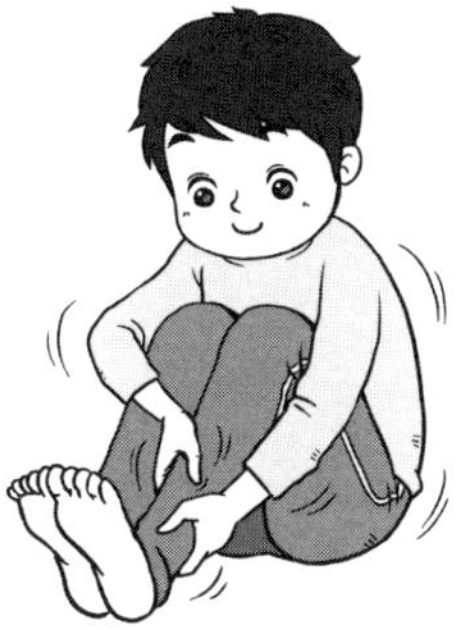

| 다리 내젓기 |

하는 법: 한 손으로 기둥이나 나무를 잡는다. 그 상태에서 발끝을 위로 쳐든 채 종아리를 앞으로 쭉 뻗는다. 이어서 발을 뒤로 내젓는데 이때 발끝은 힘껏 뒤로 뻗되 발등을 쭉 펴면서 다리도 힘껏 편다. 두 다리를 번갈아 내젓는 것을 80~100번 되풀이한다.

좋은 점: 다리가 약해지거나, 힘이 빠지거나, 움츠러들거나 하는 것을 막을 수 있다. 또 발과 다리가 마비되거나, 경련이 일어나는 것도 미리 예방할 수 있다.

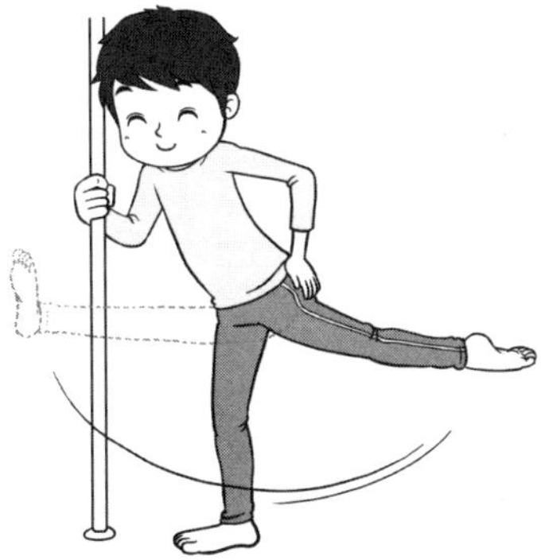

| 장딴지 문지르기 |

하는 법 : 두 손으로 종아리 뒤쪽의 장딴지를 잡고 빙빙 돌리면서 문지른다. 시원하게 풀릴 때까지 20~30번 문지르고 나서 종아리를 바꾸어 문질러 준다.

좋은 점 : 피를 잘 돌게 하고, 다리 힘을 강하게 해 준다. 발과 다리가 쑤시거나, 아프거나, 기운이 떨어지는 증상을 막을 수 있다.

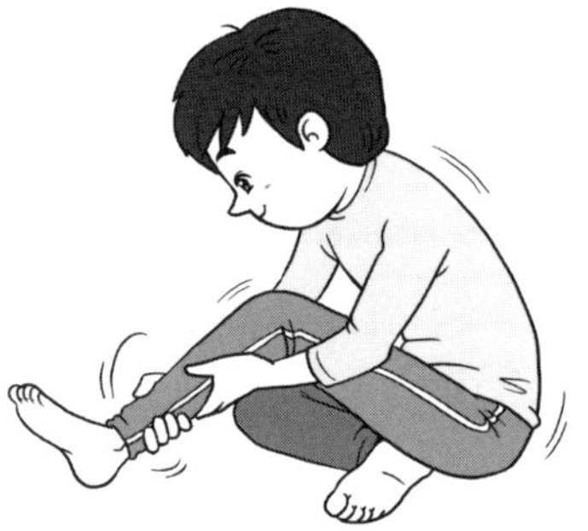

| 무릎 돌리기 |

하는 법 : 두 발을 가지런히 모으고 무릎을 굽혀 약간 쪼그린다. 두 손을 무릎 위에 놓고 시곗바늘이 돌아가는 방향으로 수십 번 돌린다. 반대 방향으로 다시 돌려 준다.

좋은 점 : 피를 잘 돌게 한다. 다리에 맥이 없거나 무릎 관절이 아픈 것을 치료할 수 있다.

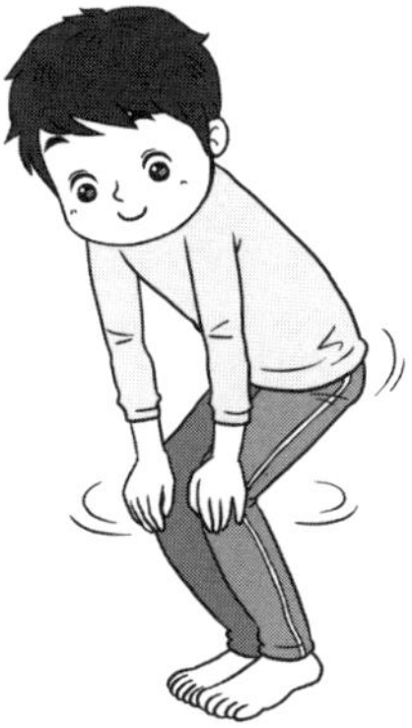

| 발 비비기 |

하는 법: 두 손바닥을 비벼 열을 낸 다음 손바닥으로 두 발을 100번 비빈다. 발을 바꾸어 번갈아 비벼 준다.

좋은 점: 콩팥과 간을 튼튼하게 하고, 열을 내리고, 눈을 밝게 해 준다. 고혈압이나 어지럼증, 귀울림에 좋고, 발이 아프거나 밤에 잠을 잘 못 자는 것도 치료할 수 있다.

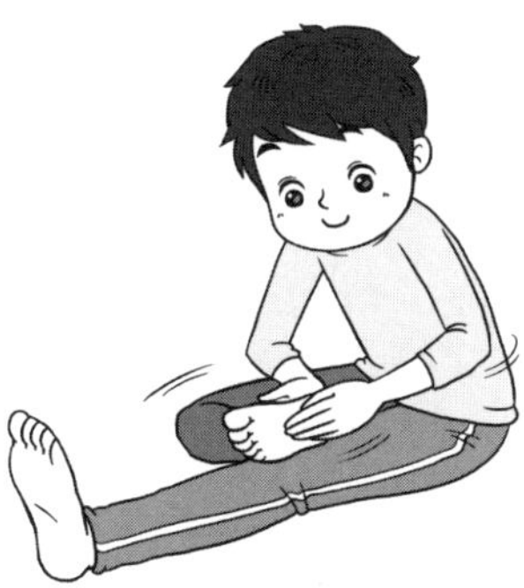

| 다리 차기 |

하는 법: 잠을 자기 전에 바닥에 반듯이 눕는다. 두 손으로 뒷머리를 잡고 다리를 번갈아 차는데, 처음에는 느리게 차다가 점차 빨리 차는 것을 3분쯤 한다.

좋은 점: 피를 잘 돌게 하고 다리의 부기를 빼 준다.

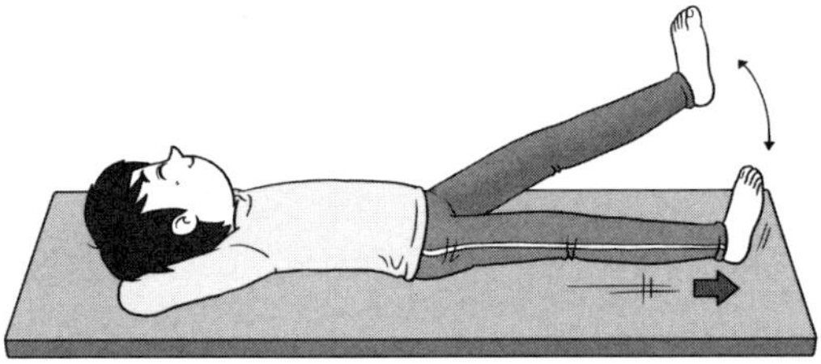

| 발바닥 문지르기 |

하는 법: 두 손을 비벼 따뜻하게 한 다음 발바닥에 오목하게 들어간 족심을 비벼 준다. 매일 아침저녁으로 하되, 비빈 뒤에 금방 일어나지 말고 10분쯤 그 자리에서 쉬는 것이 좋다.

좋은 점: 몸의 순환이 좋아지고 면역력도 높아진다. 신경쇠약이나 어지럼증, 두통, 잠을 못 자거나 꿈이 많을 때 하면 치료 효과가 크다. 기침이나 천식, 목이 마르거나 부을 때, 다리가 붓거나 힘이 없을 때도 좋다.

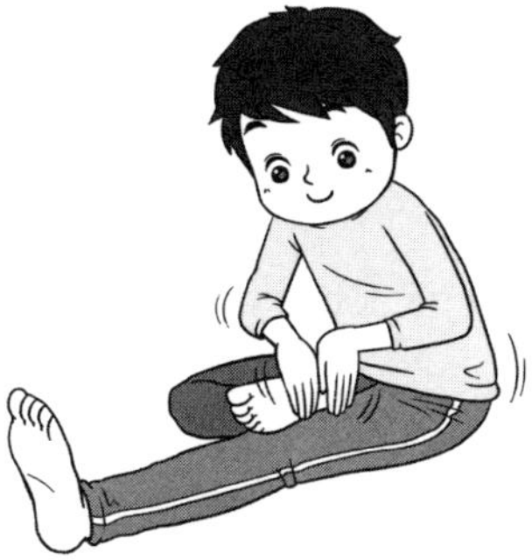

| 발바닥 한쪽으로 문지르기 |

하는 법: 집게손가락이나 가운뎃손가락으로 족심을 발가락 쪽으로 문지른다. 처음에는 150번쯤 하다가, 사흘쯤 뒤부터 횟수를 늘려 500~800번쯤 문지른다.

좋은 점: 발바닥 문지르기와 같다.

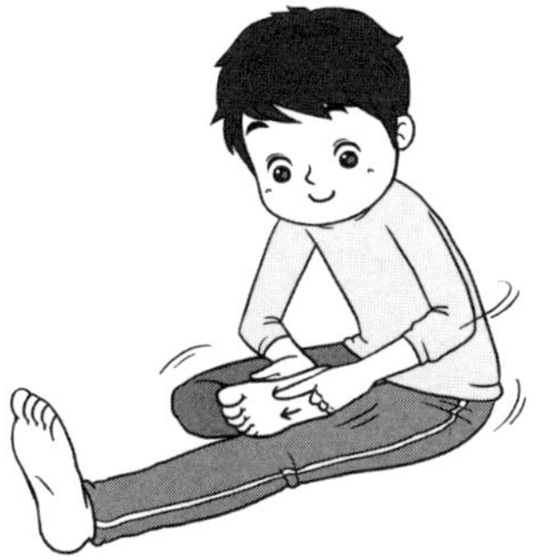

| 발바닥 서로 비비기 |

하는 법: 매일 아침이나 잠자기 전에 뜨거운 물로 발을 씻는다. 그리고 족심을 마주하고 왼쪽, 오른쪽으로 문지른다. 이어서 위아래로 문지른다. 나중에는 빙빙 돌리며 문지르는데 발바닥이 따뜻해지면서 편안한 느낌이 있을 때까지 한다.

좋은 점: 발바닥 문지르기와 같다.

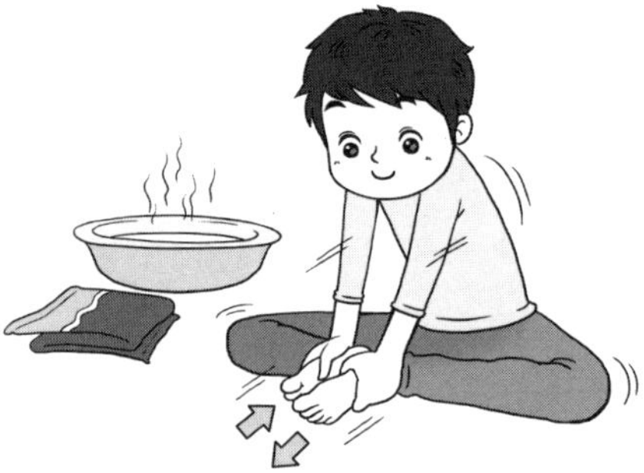

| 발가락 비비기 |

하는 법: 엄지발가락과 둘째발가락을 서로 비벼 준다. 날마다 아침에 200번씩 하는데, 발가락에 힘이 떨어지면 좀 쉬고 나서 비벼도 된다. 이때 다리는 쭉 펴고 해야 한다. 아예 바닥에 편하게 누워서 두 다리를 펴고 비벼 주어도 좋다.

좋은 점: 발가락 끝까지 피가 잘 돌아 몸이 편안해진다. 다리가 붓거나, 저리거나, 다리 정맥이 늘어나는 것도 막을 수 있다.

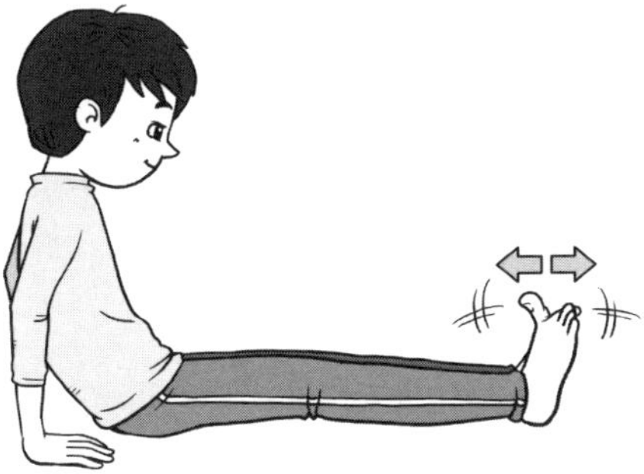

| 발가락 비틀어 주기 |

하는 법: 먼저 발을 다리 위에 편하게 올려놓는다. 엄지손가락과 집게손가락으로 발가락을 잡아 수도꼭지 비틀듯이 좌우로 비틀어 준다. 엄지발가락부터 시작해 새끼발가락까지 저마다 30번씩 비튼다. 발을 바꾸어 똑같이 해 준다. 아무 때나 편한 시간에 하면 좋다.

좋은 점: 발가락 비비기와 같다.

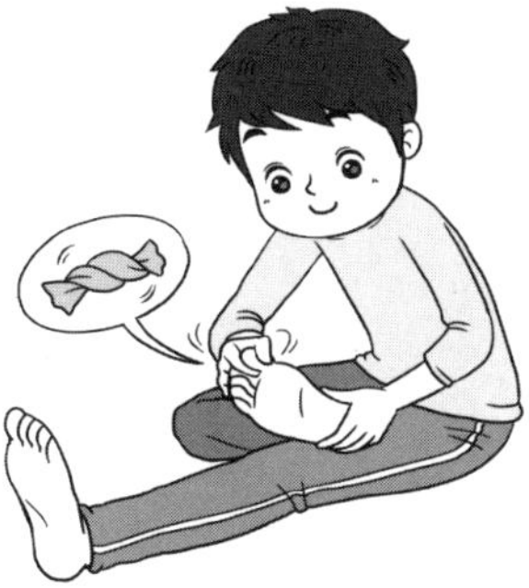

| 용천혈 비비기 |

하는 법: 한 손으로 발가락을 잡고 다른 손으로 용천혈을 뜨거운 느낌이 날 때까지 비빈다. 날마다 아침저녁으로 해 준다. 비비고 나서는 발가락을 돌리면서 굽혔다 폈다 한다. 적어도 100번, 많으면 1,000번까지도 해 준다.

좋은 점: 중년과 노년에 접어든 사람에게 특히 좋다. 다리가 튼튼해지며, 걸음이 가벼워지고, 잠이 잘 오고, 똥오줌도 늘 시원하게 볼 수 있다.

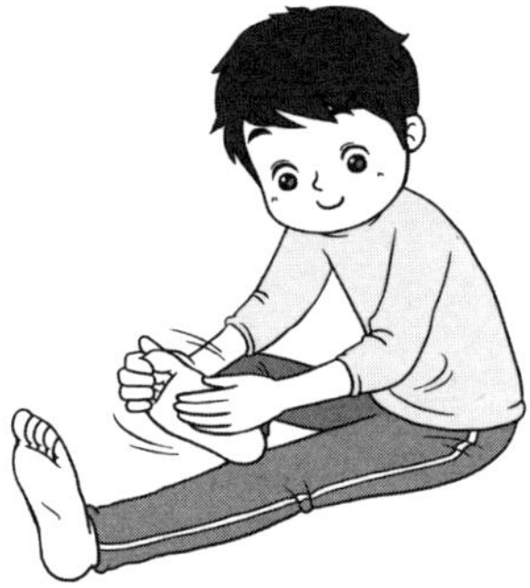

왼발 발바닥 반응구역

1. 머리
2. 이마
3. 뇌간 · 소뇌
4. 뇌하수체
5. 삼차신경
6. 코
7. 목
8. 눈
9. 귀
11. 승모근
12. 갑상샘
13. 부갑상샘
14. 폐 · 기관지
15. 위
16. 십이지장

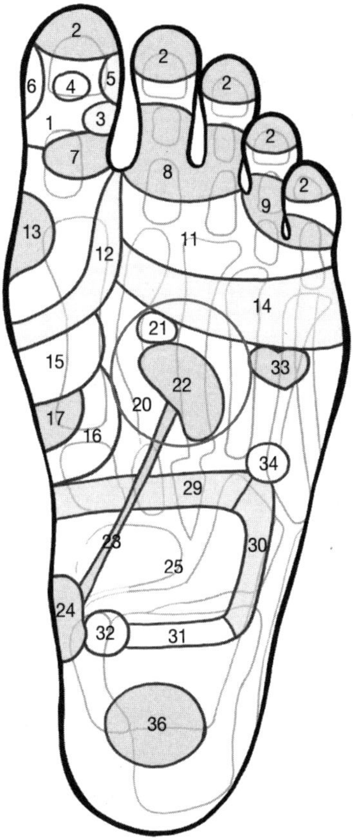

17. 췌장
20. 복강신경총
21. 부신
22. 콩팥
23. 수뇨관
24. 방광
25. 작은창자
29. 가로창자
30. 내림창자
31. 곧은창자
32. 항문
33. 심장
34. 지라
36. 생식샘

오른발 발바닥 반응구역

1. 머리
2. 이마
3. 뇌간 · 소뇌
4. 뇌하수체
5. 삼차신경
6. 코
7. 목
8. 눈
9. 귀
11. 승모근
12. 갑상샘
13. 부갑상샘
14. 폐 · 기관지
15. 위
16. 십이지장

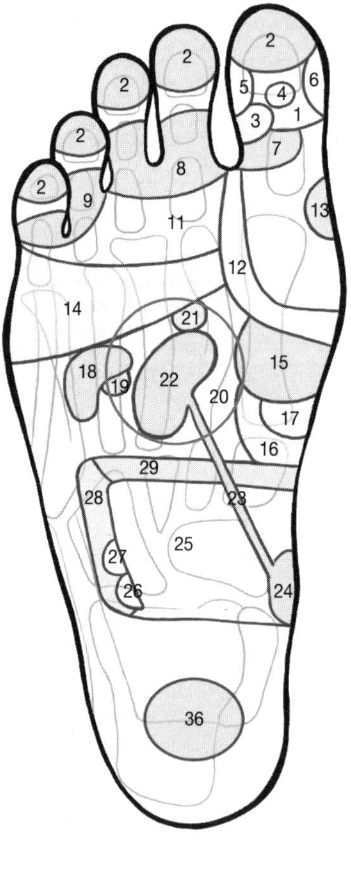

17. 췌장
18. 간
19. 쓸개
20. 복강신경총
21. 부신
22. 콩팥
23. 수뇨관
24. 방광
25. 작은창자
26. 맹장 · 충수
27. 돌막창자판막
28. 오름창자
29. 가로창자
36. 생식샘

발 안쪽 반응구역

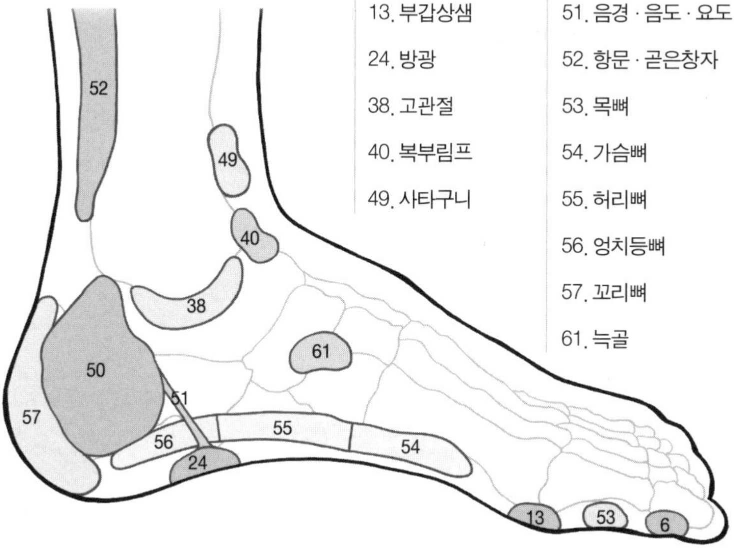

6. 코
13. 부갑상샘
24. 방광
38. 고관절
40. 복부림프
49. 사타구니
50. 자궁 · 전립샘
51. 음경 · 음도 · 요도
52. 항문 · 곧은창자
53. 목뼈
54. 가슴뼈
55. 허리뼈
56. 엉치등뼈
57. 꼬리뼈
61. 늑골

발 바깥쪽 반응구역

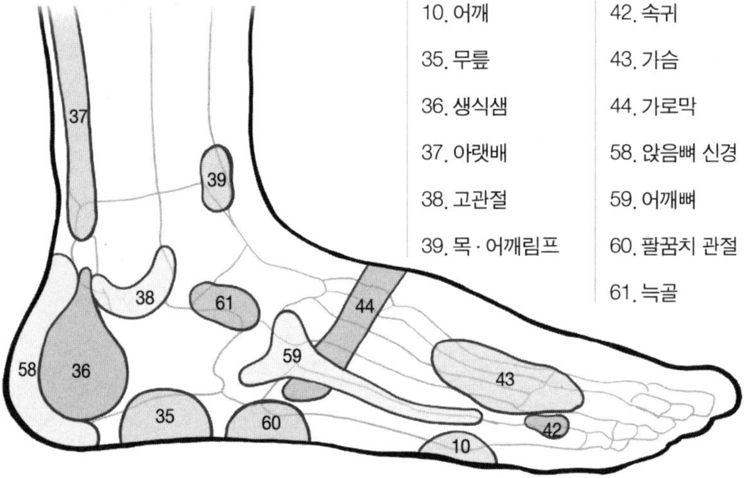

10. 어깨
35. 무릎
36. 생식샘
37. 아랫배
38. 고관절
39. 목 · 어깨림프
42. 속귀
43. 가슴
44. 가로막
58. 앉음뼈 신경
59. 어깨뼈
60. 팔꿈치 관절
61. 늑골

발등 반응구역

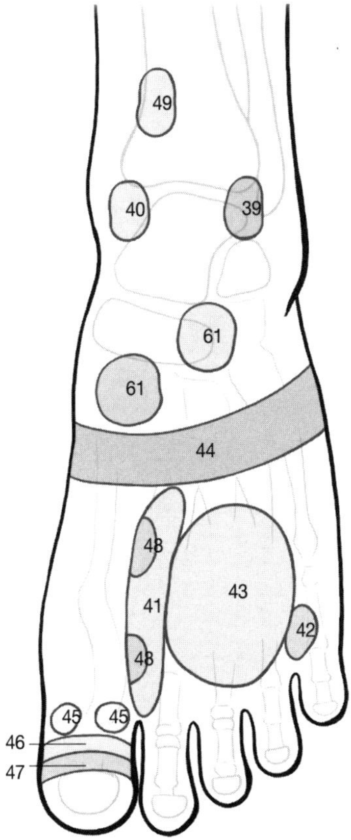

39. 목 · 어깨림프

40. 복부림프

41. 흉부림프

42. 속귀

43. 가슴

44. 가로막

45. 편도샘

46. 아래턱

47. 위턱

48. 목 · 기관지 · 성대

49. 사타구니

61. 늑골

기본 반응구역

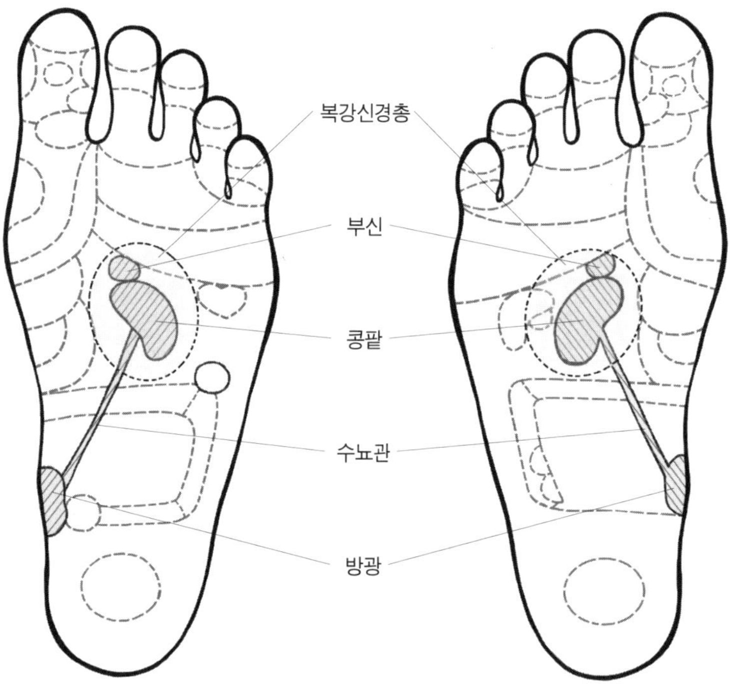

찾아보기

찾아보기

ㅁ

ㅂ · ㅅ

ㅇ

ㅈ.ㅊ

ㅋ·ㅌ·ㅍ·ㅎ

약손문고 3

발 주물러 병 고치기

기획 | 민족의학연구원
편집 | 김용심
그림 | 엄병도
디자인 | Studio Bemine
제작 | 심준엽
영업 · 홍보 | 백봉현, 안명선, 양병희, 이옥한, 정영지, 조병범, 조서연, 최민용
경영 지원 | 임혜정, 전범준, 한선희
인쇄 · 제본 | 천일문화사

1판 1쇄 펴낸 날 | 2010년 1월 30일
1판 2쇄 펴낸 날 | 2016년 7월 22일
펴낸이 | 윤구병
펴낸 곳 | (주) 도서출판 보리
출판등록 | 1991년 8월 6일 제9-279호
주소 | (10881) 경기도 파주시 직지길 492
전화 | 031-955-3535
전송 | 031-950-9501
누리집 | www.boribook.com
전자우편 | bori@boribook.com

값 13,000원

ISBN 978-89-8428-606-1 14510
ISBN 978-89-8428-553-8 (세트)
이 책의 국립중앙도서관 출판시도서목록(CIP)은 e-CIP
홈페이지(http://www.nl.go.kr/cip.php)에서 볼 수 있습니다.(CIP제어번호 : CIP2010000133)